胆と膵 38巻臨時増刊特大号

胆膵EUSを極める
―私ならこうする (There is always a better way)―
企画：糸井　隆夫（東京医科大学消化器内科学分野）

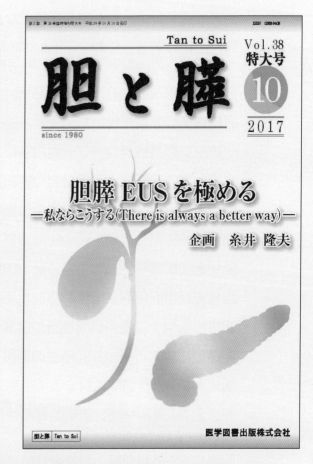

診断
ラジアル型EUS 標準描出法	萬代晃一朗ほか
コンベックス走査型EUSによる標準描出法	佐藤　愛ほか
超音波内視鏡の進歩 　直視コンベックス型EUS 標準描出法	岩井　知久ほか
造影EUS	今津　博雄ほか
EUSエラストグラフィ	大野栄三郎ほか
胆膵疾患に対するEUS-FNA 　―われわれはこうしている―	石田　祐介ほか
EUS-FNA 私はこうする	花田　敬士ほか
EUS-FNA―私はこうする―	蘆田　玲子ほか
EUS-FNA―私はこうする―	良沢　昭銘
EUS-FNA―私はこうする―	菅野　敦ほか
EUS-FNA―パターン別　穿刺困難例を克服―	佐藤　高光ほか
EUS-FNA 私ならこうする―確実で臨床に即した 　組織細胞診をめざして―	深見　悟生ほか

治療
膵炎に伴う膵および膵周囲液体貯留に対するドレナージ術 　（含　ネクロセクトミー）―私はこうする―	入澤　篤志ほか
膵周囲液体貯留（PFC）ドレナージ 　（含むネクロセクトミー）―私はこうする―	金　俊文ほか
膵周囲液体貯留（PFC）ドレナージ 　（含ネクロセクトミー）―私ならこうする―	向井俊太郎ほか
術後再建腸管症例に対する肝内胆管ドレナージ術 　（HGS, HJS）―私はこうする―	塩見　英之ほか
肝内胆管ドレナージ（HGS, HJS）―私はこうする―	伊佐山浩通ほか
肝内胆管ドレナージ（HGS, HJS）―私はこうする―	小倉　健ほか
EUSガイド下肝外胆管ドレナージ 　（EUS-guided choledochoduodenostomy : EUS-CDS） 　―私はこうする―	原　和生ほか
遠位胆管狭窄に対するEUS-CDS 　―われわれはこうする―	伊藤　啓ほか
EUSガイド下順行性ステンティング	田中　麗奈ほか
胆管ランデブー	岩下　拓司ほか
胆管結石除去術	土屋　貴愛ほか
胆嚢ドレナージ―私はこうする―	三長　孝輔ほか
胆嚢ドレナージ―私はこうする―	辻　修二郎ほか
EUSガイド下膵管ドレナージ―私はこうする―	原　和生ほか
EUSガイド下膵管ドレナージ	糸井　隆夫ほか
膵管ランデブー	矢根　圭ほか
EUSガイド下腹腔神経叢ブロック―私はこうする―	安田　一朗ほか
癌性疼痛に対する腹腔神経叢ブロック 　―私はこうする―	石渡　裕俊ほか

定価（本体 5,000円＋税）
ISBN：978-4-86517-237-9

座談会

EUSを極める
―教育法と今後の動向―

糸井　隆夫（司会），入澤　篤志，
安田　一朗，良沢　昭銘，
潟沼　朗生，土屋　貴愛

詳しくは▶URL：http://www.igakutosho.co.jp　または、医学図書出版　で　検索

医学図書出版株式会社

〒113-0033　東京都文京区本郷2-27-18（本郷BNビル2階）
TEL：03-3811-8210　FAX：03-3811-8236
URL：http://www.igakutosho.co.jp
E-mail：info@igakutosho.co.jp

胆と膵

Tan to Sui　July 2018

7

特集 R0切除をめざした胆管癌の術前・術中・術後における診断・治療の工夫

企画：宮崎　勝

術前胆道ドレナージと直接胆管像からみた胆管癌の術式選択	伊藤　哲ほか	587
肝門部領域胆管癌に対するR0切除における胆道ドレナージ前MDCTの有用性	細川　勇ほか	593
胆管癌術前診断におけるSpyGlass DSの有用性	小川　貴央ほか	599
経口電子胆道鏡を用いた胆管癌表層進展範囲診断	石井　康隆ほか	605
プローブ型共焦点レーザー内視鏡による胆管狭窄の診断	橋本　千樹ほか	611
光線力学的診断による胆道癌の術前診断への応用	野路　武寛ほか	615
蛍光イメージングを用いた術中診断の試み	石沢　武彰ほか	621
超音波造影剤を用いた術中胆道造影（IOC-CEUS）の有用性	宇山　直樹ほか	627
術中迅速組織診断による胆管癌R0切除の意義と限界	小林　良平ほか	633
胆管癌術中肝側胆管陽性時の追加切除の適応と手術手技	清水　宏明ほか	637
胆管癌術中十二指腸側陽性時の追加切除の工夫	松山　隆生ほか	643
胆道癌に対する術後補助療法の意義と適応	高舘　達之ほか	647
胆道癌R1外科切除に対する術後補助化学療法の効果	村上　義昭ほか	653
胆道癌R1外科切除，胆管断端陽性例に対する術後陽子線治療の役割	奥村　敏之ほか	661
胆道癌R1外科切除，胆管断端陽性例に対する術後Photodynamic therapyの試み	濱田　剛臣ほか	667
胆道癌に対する粒子線治療（陽子線，重粒子線）	寺嶋　千貴ほか	671

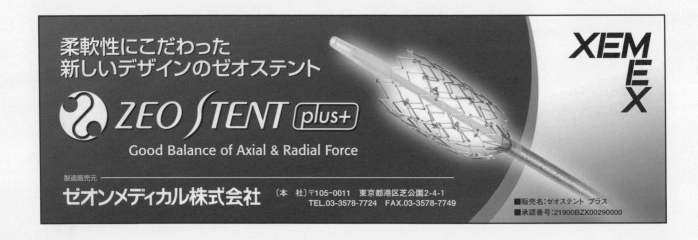

Tan to Sui (Japan)

Vol. 39 No. 7   July 2018

CONTENTS

Theme of This Month: Diagnostic and Therapeutic Strategies of Biliary Tract Cancers for R0 Resection Before and After Surgery
Planner: Masaru Miyazaki

Preoperative Biliary Drainage and Cholangiografy to Determine Surgical Procedure for Cholangiocarcinoma 587
    Akira Ito et al

Impact of MDCT Before Biliary Drainage on R0 Resection of Perihilar Cholangiocarcinoma 593
    Isamu Hosokawa et al

Usefulness of SpyGlass DS for Preoperative Evaluation of Cholangiocarcinoma 599
    Takahisa Ogawa et al

Evaluation of Superficial Spread of Extrahepatic Cholangiocarcinoma Using Peroral Video Cholangioscopy 605
    Yasutaka Ishii et al

Diagnosis of Biliary Strictures Using Probe-based Confocal Laser Endomicroscopy 611
    Senju Hashimoto et al

Application of Photodynamic Diagnosis for Preoperative Diagnosis of Biliary Tract Cancer 615
    Takehiro Noji et al

Fluorescence Imaging During Surgical Treatments for Bile Duct Cancer 621
    Takeaki Ishizawa et al

The Usefulness of Intraoperative Cholangiography Using Contrast-enhanced Ultrasonography (IOC-CEUS) 627
    Naoki Uyama et al

Impact and Limitation of Intraoperative Frozen Section Histological Examination to Achieve R0 Resection for Bile Duct Carcinoma 633
    Ryohei Kobayashi et al

Additional Resection of an Intraoperative Margin-positive Proximal Bile Duct in Bile Duct Carcinoma 637
    Hiroaki Shimizu et al

Additional Resection of Lower Bile Duct Margin in Bile Duct Cancer 643
    Ryusei Matsuyama et al

Indication and Utility of Adjuvant Therapy for Biliary Tract Cancer 647
    Tatsuyuki Takadate et al

Usefulness of Adjuvant Chemotherapy for Patients with Biliary Carcinoma who Underwent R1 Resection 653
    Yoshiaki Murakami et al

The Role of Proton Beam Therapy After R1 Resection for Bile Tract Cancer 661
    Toshiyuki Okumura et al

Current Status and Experiences of Photodynamic Therapy for Bile Duct Carcinoma After Surgery 667
    Takeomi Hamada et al

Particle Therapy Using Proton or Carbon-ion Beams for Biliary Tract Cancer 671
    Kazuki Terajima et al

IGAKU TOSHO SHUPPAN Co. Ltd.   2-29-8 Ohta Bldg. Hongo Bunkyo-ku, Tokyo 113-0033, JAPAN

胆と膵 37巻臨時増刊特大号

胆膵内視鏡自由自在
～基本手技を学び応用力をつける集中講座～
（企画：東京大学消化器内科　伊佐山浩通）

DVD付

巻頭言：胆膵内視鏡治療をいかに学ぶか，教えるか

I．内視鏡システムと内視鏡操作に関する基本知識
十二指腸鏡の基本構造と手技の関係
超音波内視鏡 A to Z
ERCPにおけるスコープの挿入方法と困難例への対処方法
術後再建腸管に対するバルーン内視鏡挿入操作の基本と挿入のコツ

II．ERCP関連手技編
◆胆管選択的カニュレーション
カニュレーション手技の種類と使い分け
VTRでみせるカニュレーションの基本とコツ
　　　　　（Contrast and Wire-guided）【動画付】
VTRでみせる術後再建腸管に対するダブルバルーン内視鏡
　　　を用いた胆管カニュレーションのコツ【動画付】
膵管ガイドワイヤー・ステント留置下カニュレーションの実際とコツ
VTRでみせる私のカニュレーション戦略とテクニック【動画付】
Precutの種類と使い分け
VTRでみせるPrecutの実技とコツ【動画付】
コラム①：膵癌早期診断プロジェクト
◆乳頭処置
ESTの基本事項を押さえる
EST VTRでみせる私のこだわり（1）【動画付】
EST VTRでみせる私のこだわり（2）【動画付】
VTRでみせるEST困難例への対応【動画付】
EPBD～VTRでみせるEPBD後の結石除去手技のコツ～【動画付】
内視鏡的乳頭大径バルーン拡張術（EPLBD）の適応と偶発症予防
◆結石除去
結石除去・破砕用デバイスの種類と使い分け
総胆管結石除去のコツ【動画付】
結石破砕と破砕具使用のコツ，トラブルシューティング
◆胆道ドレナージ術
閉塞性黄疸の病態と病態に応じた治療戦略
ステントの種類と使い分け
VTRでみせるMetallic stentの上手な入れ方【動画付】
Bridge to Surgery：遠位胆道閉塞
非切除悪性遠位胆道閉塞に対するドレナージ戦略
Bridge to Surgery：悪性肝門部領域胆管閉塞
非切除悪性肝門部胆管閉塞に対するドレナージ戦略
コラム②：ステント開発よもやま話
◆トラブルシューティング
ERCP後膵炎への対処と予防
ステント迷入への対処
EST後出血への対処と予防
穿孔への対処と予防
◆膵管Intervention
膵石に対する内視鏡治療
膵管ドレナージの適応と手技
膵管狭窄困難例への対処

III．EUS関連手技編
膵領域におけるラジアル式およびコンベックス式EUSの標準描出法
胆道系の観察　ラジアル型とコンベックス型の描出法と使い分け
胆・膵領域における造影EUS
EUS-FNAの基本的手技と検体処理
コラム③：EUS-FNAの本邦導入の経緯

IV．Interventional EUS
VTRでみせるEUS-BDの基本手技とコツ【動画付】
EUS-BDを安全に行うために
VTRでみせる胆道疾患に対するEUS-Rendezvous
　　　　　　　technique と Antegrade technique【動画付】
VTRでみせるEUS-GBDの適応と手技のコツ【動画付】
VTRでみせるEUS-PD and
　　　Pancreatic Rendezvous Cannulation【動画付】
膵仮性嚢胞・WONの病態と治療戦略―診断，治療法選択，タイミング―
Endoscopic necrosectomyの基本と手技の工夫
コラム④：自由自在な胆膵内視鏡のために必要なことは？

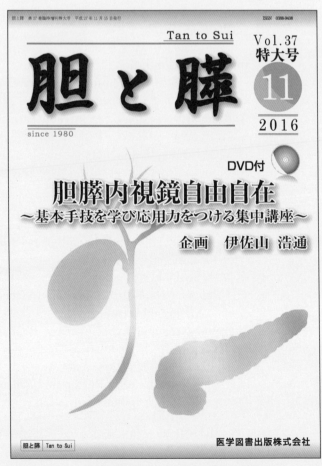

胆と膵　Vol.37　特大号 11　2016
DVD付
胆膵内視鏡自由自在
～基本手技を学び応用力をつける集中講座～
企画　伊佐山　浩通
医学図書出版株式会社

本体価格 5,000円＋税

ホームページでも販売中！ http://www.igakutosho.co.jp　医学図書出版株式会社

特集　R0切除をめざした胆管癌の術前・術中・術後における診断・治療の工夫

術前胆道ドレナージと直接胆管像からみた胆管癌の術式選択

伊藤　　哲[1]・江畑　智希[1]・横山　幸浩[1]・伊神　　剛[1]・水野　隆史[1]
山口　淳平[1]・尾上　俊介[1]・渡辺　伸元[1]・梛野　正人[1]

要約：胆管癌は閉塞性黄疸を伴うことが多く，術前管理としてENBDなどによる胆道ドレナージが減黄および胆管炎治療に必須の手技である。各種ドレナージの特長を理解し，症例に応じたドレナージの方法およびドレナージ領域を決定する必要がある。胆管癌の進展様式には水平方向進展と垂直方向進展がある。直接胆道造影は水平方向進展把握に優れており，術式決定に重要な役割を占めている。直接胆道造影をはじめとした複数のモダリティで胆管癌の進展を正確に把握し，各肝切除に応じた胆管切離部位を意識して妥当な術式を選択しなければならない。胆管癌手術は，肝切除を伴う場合はとくに高侵襲手術となるので，安全性と根治性のバランスに十分に配慮した手術計画を立てることが重要である。

Key words：遠位胆管癌，肝門部領域胆管癌，胆道ドレナージ，直接胆管造影

はじめに

　胆管癌の治療において化学療法や放射線療法が外科的治療にとって代わるだけの成績を残した報告はなく，現時点で唯一の根治治療は外科切除である。遠位胆管癌は一般に手術方針が一定であるものの，肝門部領域胆管癌では解剖学的に複雑な肝門部に病巣が存在するため，要求される手術難度も高いものとなる。当科では門脈，肝動脈に浸潤を認める場合も他に非切除因子がなければ積極的に手術を行っているが，肝門部の局所進展因子による手術適応については，施設間に差があり一定のコンセンサスは得られていない。胆管癌手術は，肝切除を伴う場合はとくに高侵襲手術となることが多く，安全性と根治性のバランスに十分に配慮した手術計画を立てなければならない。

　胆管癌は術中所見から進展度診断をするのは不可能であり，遺残のない切除を完遂するには，術前に複数のモダリティによる詳細な癌の進展度把握と，綿密な術式検討の必要がある。また，胆管癌は閉塞性黄疸で発症する頻度が高く，術前に胆道ドレナージを必要とすることが多い。可能であれば減黄処置前にMDCT（multi detector-row computed tomography）を撮影することが望ましく，遠隔転移や腹膜播種，局所進展の程度などを診断する。明らかな非切除因子がないことを確認のうえ，おおよその切除術式を決定する。そのうえで想定残肝側のドレナージを計画し，直接胆管造影，IDUS（intraductal ultrasonography），胆管生検などを行い術式を最終的に決定する。ドレナージ前のMDCTの詳細については別稿を参照していただきたい。胆管癌の治療において術前胆道ドレナージは重要な位置を占めており，手術にむけて細やかな管理が要求される。本稿では術前胆道ドレナージの要点と術式決定に必要な直接胆管造影について述べる。

I．術前胆道ドレナージ

　下部胆管閉塞例の術前ドレナージに関するmeta-analysisでは術前ドレナージは術後の全合併症率や死

Preoperative Biliary Drainage and Cholangiografy to Determine Surgical Procedure for Cholangiocarcinoma
Akira Ito et al
1) 名古屋大学大学院腫瘍外科（〒466-8550 名古屋市昭和区鶴舞町65）

亡率に影響を与えないとする結論が出されている[1]が，本邦では肝切除を行わない症例でも術前ERCP（endoscopic retrograde cholangiopancreatography）の後にドレナージチューブを留置することが多い。広範肝切除が想定される肝門部領域胆管癌では黄疸を伴うことが多いためほとんどの症例で術前胆道ドレナージが必要となる。ドレナージチューブ留置後には胆管に炎症性変化が加わり，画像所見が修飾されてしまい病巣進展の読影が困難になる[2]ため，ドレナージ前にMDCTを行い，ドレナージすべき領域および手段を検討する必要がある。

術前胆道ドレナージの手段としては経皮経肝胆道ドレナージ（percutaneous transhepatic biliary drainage：PTBD），内視鏡的経鼻胆道ドレナージ（endoscopic nasobiliary drainage：ENBD），内視鏡的胆道ステント留置術（endoscopic biliary stenting：EBS）がある。PTBDは穿刺時の主要脈管損傷などの可能性と瘻孔再発，腹膜播種をきたす報告があり[3]，第一選択とすべきではない。EBSは内瘻管理となるため生理的であり患者のQOL（quality of life）に寄与するものの，ステント閉塞率が高く[4]，胆管炎の発症リスクが高い。外瘻管理が困難な場合にはEBSが選択されることになるが，術前胆管炎は広範肝切除後の合併症発生のリスクファクターの一つ[5]であるため，ステント留置時に胆汁監視培養を施行しておくことが望ましい。そうしておくことで，EBS留置後に胆管炎を発症した場合，すみやかに適切な抗生剤選択が可能となる。

乳頭から胆管閉塞部位までの距離がある場合，十二指腸液の逆流などからの胆管炎のリスクを減らすためにステント下端を十二指腸内に置かず，乳頭より上流の胆管とするデバイスを選択することが望ましい。

また，EBSを一旦留置するとその領域の区域性胆管炎のリスクが高くなる。肝門部領域胆管癌の場合，切除側にEBSが留置された場合は，手術まで温存側に加え切除側のドレナージも継続して行わねばならなくなるため，EBS留置は切除方針を決定のうえ，温存側のみに行うべきである。

現在，広範肝切除を必要とする胆管癌症例のドレナージはENBDが第一選択として推奨されている。ENBDはドレナージ領域の胆汁の性状・量が確認できるため，胆管炎の早期察知や排液量の減少・停止がチューブ閉塞や逸脱の早期発見の一助となる。ENBD管理の注意点として，体外部でのチューブ屈曲がしばしば起きるため，日々の診療の際にチューブに異常がないかの確認を怠ってはならない。チューブの屈曲を発見した場合はチューブに折れ癖がついてしまっているためテープなどで補強はせず，短くなってしまうほうが望ましい。体外部はシンプルにするために洗浄などの目的がなければ三方活栓は不要である。外来でENBD管理とする場合は，患者に排液量などを測定するよう指導し，排液の減少または停止などがあれば体調に変調がなくてもできるだけ早めに受診するよう指導しておく。

術前胆管炎は手術の延期に直結するため，1～2週間ごとの血液検査，腹部X線撮影を行い，腹部エコーでドレナージ領域胆管の拡張が出現していないことを確認する。たとえ画像上チューブ逸脱がない場合でもチューブ詰まりなどでドレナージ不良が疑われた場合は早晩胆管炎をきたすため，すみやかにチューブ交換を行ったほうがよい。温存側のドレナージのみでは減黄不良であったり，非ドレナージ領域の区域性胆管炎を認めた場合は切除側にもドレナージを追加する。

ドレナージされた胆汁の監視培養を施行することで術前胆管炎治療や周術期の抗生剤選択の判断材料にすることが望ましい[6]。当科では胆管炎を認めなくても外瘻化した場合は定期的に監視培養を行っている。また，外瘻胆汁を腸管内に返還することは有用である[7]ため，極力返還すべきである。外瘻胆汁を返還しないと脱水や電解質異常をきたし，短期的に全身状態悪化をきたすことも時に経験する。当科では胆汁を外瘻管理とした場合は排液「全量」の胆汁を内服返還している。排液量が多く，全量内服ができない場合には経鼻的に細いシリコンチューブを十二指腸へ留置し，そこから返還を行っている。

ENBDは日常の患者負担が多くなるため，最近では手術待機期間が長期になることが想定される場合，covered SEMS（self-expandable metallic stent）を留置することも選択肢の一つとしている。術前ドレナージをcovered SEMSで行った症例を数例経験しているが，uncovered SEMSの場合と異なり[8]手術操作に大きく影響する印象はない。

II. 直接胆管造影

胆管癌と鑑別が必要な良性胆管狭窄をしばしば経験するため，胆管狭窄を認めた場合はできる限り生検を行い癌の組織学的確定診断を得ておくべきである。胆管癌の切除は概して高い侵襲を伴うので，生検で悪性所見が得られなかった場合は，再度生検を行うことを考慮すべきである。

胆管癌の手術術式の立案には局所進展を正確に把握する必要がある。局所進展には垂直方向進展と水平方

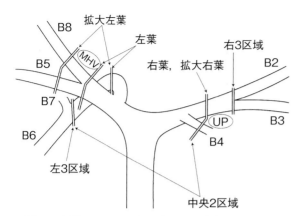

図1 各種肝切除と肝内胆管の切離線（文献11より引用）
UP：門脈臍部，MHV：中肝静脈，B2：左外側後区域胆管枝，B3：左外側前区域胆管枝，B4：左内側区域胆管枝，B5：右前下区域胆管枝，B8：右前上区域胆管枝，B6：右後下区域胆管枝，B7：右後上区域胆管枝

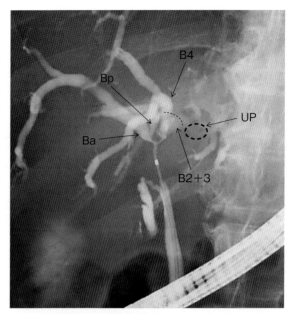

図2 肝門部領域胆管癌 Bismuth Ⅲa
B4合流部にまで進展所見を認めた。B4が肝門合流のためUP右縁まで距離があり，UP右縁を胆管切離ライン（破線）とした肝右葉尾状葉切除を施行。
Ba：右前区域胆管枝，Bp：右後区域胆管枝

向進展がある。前者は門脈・肝動脈浸潤の有無が主なポイントとなる。後者は胆管癌に特徴的であり，胆管断端陰性を達成するために問題となる。

直接胆管造影の役割は主に水平方向進展の診断である。水平方向進展様式には表層進展と壁内進展がある。胆管癌の肉眼型は胆道癌取扱い規約[9]では乳頭型，結節型，平坦型に分けられ，さらにそれぞれ膨張型と浸潤型に亜分類されている。胆管内腔に比較的境界明瞭な隆起性病変を形成する限局型（乳頭膨張型や結節膨張型など）は表層進展を伴うことが多い。粘膜下浸潤やそれに伴う線維化により胆管壁が肥厚し内腔を狭小化する浸潤型は壁内進展が多い[10]。

遠位胆管癌は限局型の頻度が高く，表層進展を伴うことが多いことを念頭におき精査を行う。直接胆管造影で表層進展は胆管壁の細かな不整像いわゆる「毛羽立ち像」として認識できることもあるが，全く認識できないことも少なくない。造影のみでは不十分であり，IDUSや透視下の mapping biopsy を併施する。表層進展評価に胆道鏡検査が有用であるといわれているが，percutaneous transhepatic cholangioscopy（PTCS）は PTBD を行う必要があり，前述した seeding の問題があり，術前診断には用いるべきではない。Peroral cholangioscopy（POCS）は乳頭切開術が必要であり，また検体採取ができないことが多い。当科では原則POCS を用いることはなく，透視下の経乳頭の生検でmapping を行っており，良好な結果を得ている。

肝門部領域胆管癌は浸潤型の頻度が高く，直接胆管像では胆管壁内への癌進展に伴う線維化が胆管内腔の狭小化として描出される。狭窄所見が完全に消失した部位で胆管を切離することで胆管断端陰性を得ることができる[11]。

近年では門脈塞栓術を行うことで広範肝切除を比較的安全に行えるようになってきたため，左右の葉切除か3区域切除を選択することが多い。胆管切離線は各肝切除術式（図1）で決まっており[12]，病巣の水平方向進展から胆管切離部位が決定すると自ずと肝切除術式が定まる。実際には肝門部での胆管，肝動脈，門脈の走行・分岐形態は多彩であり，各症例ごとに垂直方向進展因子や，肝予備能，患者の全身状態を総合的に考えて，術式を決定する。

Ⅲ．切除術式の決定

1．遠位胆管癌

遠位胆管癌では膵頭十二指腸切除が基本術式となる。表層進展を確認するため胆管上流側の生検を行い，胆管切離ラインを決定する。肝門部胆管への広範囲進展を認める場合は肝膵十二指腸切除も考慮する。

2．肝門部領域胆管癌

ほとんどの症例で尾状葉切除を併施する[13]。直接胆管造影やIDUSなどで膵内胆管まで進展を認める場合は膵頭十二指腸切除を併施する。年齢や全身状態などを考慮し，肝切除や膵頭十二指腸切除を避け，肝外胆管切除のみとすることもある。

右肝切除の場合，上流側胆管切離ラインがUP

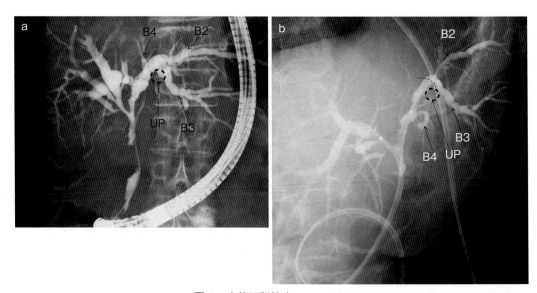

図3 広範囲胆管癌 BismuthⅣ
a, b：病巣進展がB4合流部を越えておりUP左縁を胆管切離ライン（破線）とした。肝右葉尾状葉切除兼膵頭十二指腸切除を施行。

(umbilical portion) 右側縁であれば右葉ないしは拡大右葉切除で切除可能（図2）である。UPは直接胆管造影ではB2・B3が上に凸となっている部分に存在する。癌の進展がUP左縁を越えなければ右3区域切除で切除可能（図3）である。それ以上の進展は切除不能となる。

　左側肝切除の場合，どこまで切除可能かどうかの判断は難しいことも少なくない。右後区域胆管枝は通常門脈右枝の背側から頭側をまわって右前区域胆管枝と合流する。左葉ないし拡大左葉切除の場合，右前区域胆管枝はB5・B8合流部のすぐ上流，右後区域胆管枝は門脈を乗り越える頂部が胆管切離ラインとなる（図4）。左葉切除の場合，中肝静脈を越えたところで胆管上流を追及する意識をもたなければ，胆管切離ラインが容易に「甘く」なってしまうため注意が必要である。B5・B8合流部より上流や後区域胆管枝が門脈右枝を乗り越える頂部に癌の進展を認める場合には肝機能良好であれば左3区域切除を選択すべきである。右後区域胆管枝が門脈右枝尾側を走行（図5）など，肝門部には胆管に限らず，肝動脈，門脈の合流，走行，分岐形態にさまざまなバリエーションがある。各症例ごとに胆管癌の局所進展因子および肝門部の解剖を正確に把握して術式決定をする必要がある。

おわりに

　胆管癌の術前胆道ドレナージと直接胆管造影からの術式決定のポイントを概説した。安全に根治性のある

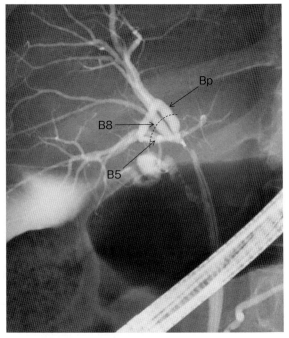

図4 肝門部領域胆管癌 BismuthⅢb
Bpは門脈右枝頭側を通るタイプ。B5・B8・Bp合流部すぐ上流まで病巣進展あり。肝左葉尾状葉切除を施行。
B5：右前下区域胆管枝，B8：右前上区域胆管枝

手術を行うには術前胆道ドレナージの細やかな管理を行い，また各種肝切除の胆管切離線を理解したうえで，直接胆管造影をはじめとした複数のモダリティで胆管癌の進展範囲を正確に把握し，症例ごとに妥当な術式を選択することが重要である。

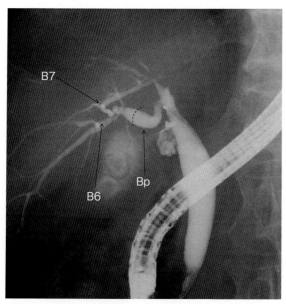

図 5 肝門部領域胆管癌 Bismuth Ⅳ
Bp は門脈右枝尾側を通り総肝管に合流する形態。病巣は Bp・総肝管合流部すぐ上流までにとどまっている。B6・B7 合流部には進展しておらず, 肝左 3 区域切除を施行。

参考文献

1) Garcea G, Chee W, Ong SL, et al.：Preoperative biliary drainage for distal obstruction：the case against revisited. Pancreas **39**：119-126, 2010.
2) Unno M, Okumoto T, Katayose Y, et al.：Preoperative assessment of hilar cholangiocarcinoma by multidetector row computed tomography. J Hepatobiliary Pancreat Surg **14**：434-440, 2007.
3) Takahashi Y, Nagino M, Nishio H, et al.：Percutaneous transhepatic biliary drainage catheter tract recurrence in cholangiocarcinoma. Br J Surg **97**：1860-1866, 2010.
4) Kawakami H, Kuwatani M, Onodera M, et al.：Endoscopic nasobiliary drainage is the most suitable preoperative biliary drainage method in the management of patients with hilar cholangiocarcinoma. J Gastroenterol **46**：242-248, 2011.
5) Sakata J, Shirai Y, Tsuchiya Y, et al.：Preoperative cholangitis independently increases in-hospital mortality after combined major hepatic and bile duct resection for hilar cholangiocarcinoma. Langenbecks Arch Surg **394**：1065-1072, 2009.
6) Sugawara G, Ebata T, Yokoyama Y, et al.：The effect of preoperative biliary drainage on infectious complications after hepatobiliary resection with cholangiojejunostomy. Surgery **153**：200-210, 2013.
7) Kamiya S, Nagino M, Kanazawa H, et al.：The value of bile replacement during external biliary drainage：an analysis of intestinal permeability, integrity, and microflora. Ann Surg **239**：510-517, 2004.
8) Fukami Y, Ebata T, Yokoyama Y, et al.：Salvage hepatectomy for perihilar malignancy treated initially with biliary self-expanding metallic stents. Surgery **153**：627-633, 2013.
9) 日本肝胆膵外科学会（編）：胆道癌取扱い規約, 第 6 版, 金原出版, 2013.
10) 近藤 哲：胆管癌の診断と治療. 外科の立場から. 日消誌 **102**：873-879, 2005.
11) Kondo S, Hirano S, Ambo Y, et al.：Forty consecutive resections of hilar cholangiocarcinoma with no postoperative motality and no positive ductal margins：results of a prospective study. Ann Surg **240**：95-101, 2004.
12) 菅原 元, 江畑智希, 横山幸浩, ほか：胆管癌―治療のアルゴリズム. 日臨 **73**：S644-S648, 2015.
13) Nimura Y, Hayakawa N, Kamiya J, et al.：Hepatic segmentectomy with caudate lobe resection for bile duct carcinoma of the hepatic hilus. World J Surg **14**：535-543, 1990.

* * *

まだないくすりを
創るしごと。

世界には、まだ治せない病気があります。

世界には、まだ治せない病気とたたかう人たちがいます。

明日を変える一錠を創る。

アステラスの、しごとです。

明日は変えられる。

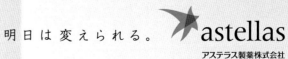

www.astellas.com/jp/

アステラス製薬株式会社

特集　R0切除をめざした胆管癌の術前・術中・術後における診断・治療の工夫

肝門部領域胆管癌に対するR0切除における胆道ドレナージ前MDCTの有用性

細川　勇[1]・清水　宏明[1]・幸田　圭史[1]・宮崎　勝[2]・大塚　将之[3]

要約：肝門部領域胆管癌においては，胆道ドレナージ前にMDCTを施行することで，胆管が拡張し，ドレナージチューブによるアーチファクトがない状態でのMDCT画像が撮像できる。肝門部領域胆管癌の外科治療においては，胆道ドレナージ前の精度の高いMDCTに基づいた，正確な癌進展度診断と肝門部の立体解剖の把握により，適切な切除術式を選択できることで，R0切除率が向上する可能性がある。

Key words：肝門部領域胆管癌，MDCT，胆道ドレナージ，R0切除

はじめに

　肝門部領域胆管癌においては，R0切除が唯一根治の望める治療法であるが，その解剖学的特性からR0切除を達成するのは容易ではない[1〜5]。近年，MDCT (multidetector-row computed tomography) が肝門部領域胆管癌の垂直・水平進展度診断に有用であると報告されており[6,7]，胆道癌診療ガイドラインでは肝門部領域胆管癌においては，胆道ドレナージ前にMDCTを施行することが推奨されている[8]。しかし，肝門部領域胆管癌の外科治療において，胆道ドレナージ前のMDCTとR0切除の関係はいまだ明らかではない。

　本研究では，肝門部領域胆管癌切除例において，胆道ドレナージ前にMDCTを施行した症例と，胆道ドレナージ後にMDCTを施行した症例を比較し，胆道ドレナージ前にMDCTを施行することの意義を検討した。

Impact of MDCT Before Biliary Drainage on R0 Resection of Perihilar Cholangiocarcinoma
Isamu Hosokawa et al
1) 帝京大学ちば総合医療センター外科（〒299-0111 市原市姉崎3426-3）
2) 国際医療福祉大学三田病院
3) 千葉大学大学院医学研究院臓器制御外科学

I. 方　法

1. 対象

　千葉大学病院肝胆膵外科で2009年1月から2016年6月までに，肝門部領域胆管癌に対して拡大肝切除，尾状葉切除術＋肝外胆管切除術を施行した症例を後ろ向きに検討した。病理学的にStage Ⅳであった症例は除外した。

2. MDCT

　千葉大学病院肝胆膵外科では，2009年1月から現在と同様のプロトコルでMDCTを施行している[9,10]。肝門部領域胆管癌の癌進展度は，4相の0.5 mmスライスMDCT画像のアキシャル像とコロナル像を，高精細モニターを用いて読影し，診断している。さらに，週1回の放射線科医との合同カンファレンスで，その診断を確認している。MDCT画像はSYNAPSE VINCENTを用いてCT volumetryを行うとともに，胆管，門脈，肝動脈を立体構築し，肝門部の立体解剖の把握を行っている。

3. MDCT施行時期による手術プランニング

　胆道ドレナージを施行せずに紹介された症例に対しては，まずMDCTを施行し（胆道ドレナージ前MDCT：図1a），そのMDCT画像から，垂直・水平癌進展度診断，肝門部の立体解剖の把握，CT volumetryを同時に行い，それらを総合的に評価し，R0切除が達

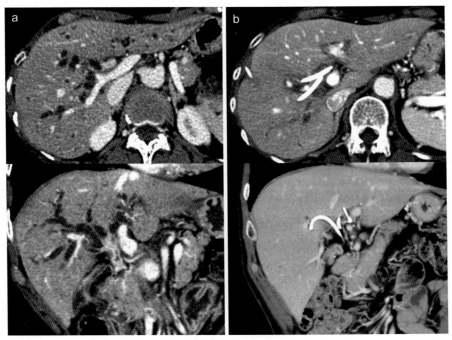

図1 胆道ドレナージ前 MDCT（a）と胆道ドレナージ後 MDCT（b）

成されうるもっとも適切な切除術式を決定する。その後，予定残肝側に ENBD（内視鏡的経鼻胆道ドレナージ）を施行し，必要に応じて門脈塞栓術を施行する。

一方，胆道ドレナージを施行されて紹介された症例に対しては，こちらもまず MDCT を施行し（胆道ドレナージ後 MDCT：図1b），CT volumetry を行う。胆道ドレナージ後の MDCT 画像からは，癌の進展度診断と肝門部の立体解剖の把握は困難であるため，ドレナージチューブを用いた直接胆道造影と MRCP（magnetic resonance cholangiopancreatography）から総合的に癌の進展度診断を行い，切除術式を決定する。その後，ドレナージチューブを予定残肝側へのENBDに交換し，必要に応じて門脈塞栓術を施行する。

4．研究デザイン

胆道ドレナージ前にMDCTを撮影した群と胆道ドレナージ後にMDCTを撮影した群を比較した。主要評価項目はR0切除率とし，本研究の対象患者におけるR0切除の予測因子に関して多変量解析を用いて検討した。

II．結　果

1．患者

検討期間内に肝門部領域胆管癌147例を切除した。そのうち142例に対して拡大肝切除，尾状葉切除術＋肝外胆管切除術を施行し，そこから病理学的 Stage IV 34例を除いた108例を検討した。そのうち64例（59％）が胆道ドレナージ前に MDCT を施行し，44例（41％）が胆道ドレナージ後に MDCT を施行した（図2）。

2．胆道ドレナージ前 MDCT 群と胆道ドレナージ後 MDCT 群の比較

患者背景では，両群で年齢，性別，Bismuth分類に差は認めなかった。胆道ドレナージ後MDCT群で，閉塞性黄疸で発症した症例が多いものの，初診時に胆管炎を併発していた症例に両群で差は認めなかった。また，胆道ドレナージ後MDCT群では初診時の総ビリルビン値が高く，術前の胆道ドレナージ法としては，PTBD（経皮経肝的胆道ドレナージ）もしくはEBS（内視鏡的胆道ステント留置術)が多い結果であった。両群で術前腫瘍マーカーや肝予備能に差は認めなかった（表1）。

手術背景では，両群で手術術式，門脈塞栓の有無，予定残肝率，血管合併切除，膵頭十二指腸切除の付加の有無に差は認めなかった。さらに，両群で術後の重症合併症率（Clavien-Dindo grade IIIbとIV）や90日死亡率に差は認めなかった（表2）。

病理結果では，両群で分化度，Stageに差は認めなかった（表3）。

外科切除断端に関しては，両群で肝側胆管断端，十二指腸側胆管断端，外科的剝離面の癌陰性率に差は認めなかったものの，最終的な根治度に関しては，胆道ドレナージ前 MDCT 群で有意に R0 切除率が高かった（72％ vs. 50％，$P=0.03$）（表4）。

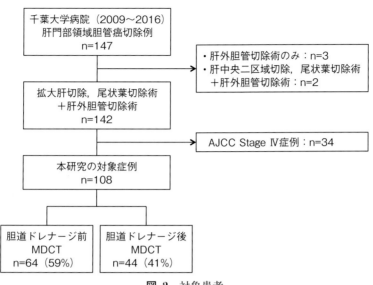

図2 対象患者

表1 胆道ドレナージ前MDCT群と胆道ドレナージ後MDCT群の患者背景の比較

	胆道ドレナージ前MDCT (n=64)		胆道ドレナージ後MDCT (n=44)		P値
	n	%	n	%	
年齢，歳（平均±標準偏差）	69.3±8.6		67.5±9.0		0.29
性別					
男性	43	67	26	59	0.42
女性	21	33	18	41	
ビスマート分類					
Ⅱ型	7	11	11	25	0.25
Ⅲa/Ⅲb型	35	55	18	41	
Ⅳ型	22	34	15	34	
初診時の閉塞性黄疸					
あり	22	34	34	77	<0.001
なし	42	66	10	23	
初診時の胆管炎					
あり	0	0	2	5	0.16
なし	64	100	42	95	
初診時総ビリルビン値，mg/dL（平均±標準偏差）	4.1±5.9		8.0±7.1		0.002
胆道ドレナージの方法					
経皮経肝的胆道ドレナージ（PTBD）	2	3	4	9	<0.001
内視鏡的胆道ステント留置術（EBS）	15	23	22	50	
内視鏡的経鼻胆道ドレナージ（ENBD）	43	67	18	41	
CEA, ng/mL（平均±標準偏差）	5.0±14.2		3.6±5.4		0.54
CA19-9, U/mL（平均±標準偏差）	636.4±2,218.7		1,419.9±5,477.1		0.31
ICG 15分値，%（平均±標準偏差）	11.5±7.3		10.7±6.8		0.53

3．R0切除の予測因子

肝門部領域胆管癌に対する拡大肝切除，尾状葉切除術＋肝外胆管切除術を施行し，病理学的 Stage 0～Ⅲであった症例における R0 切除の予測因子を検討すると，単変量解析では，年齢56歳超と，胆道ドレナージ前の MDCT 施行が R0 切除に関係する因子であると考えられ（$P \leq 0.10$），多変量解析では，胆道ドレナージ前に MDCT を施行することが R0 切除の独立した予測因子であった（RR：2.38，95％CI：1.05-5.41，$P=0.04$）（表5）。

Ⅲ．考　察

本研究では，肝門部領域胆管癌に対して，拡大肝切除，尾状葉切除術＋肝外胆管切除術を施行し，病理学的 Stage 0～Ⅲであった症例に対しては，胆道ドレ

表2 胆道ドレナージ前MDCT群と胆道ドレナージ後MDCT群の手術成績の比較

	胆道ドレナージ前MDCT (n=64)		胆道ドレナージ後MDCT (n=44)		P値
	n	%	n	%	
肝切除術式					
右肝切除術	26	41	20	45	0.97
肝右三区域切除術	3	5	2	5	
左肝切除術	19	30	12	27	
肝左三区域切除術	16	25	10	23	
門脈塞栓術					
あり	37	58	29	66	0.43
なし	27	42	15	34	
予定残肝率, %（平均±標準偏差）	54.0±14.5		52.5±12.6		0.59
血管合併切除					
あり	9	14	10	23	0.31
門脈	9		6		
肝動脈	1		3		
下大静脈	0		2		
なし	55	86	34	77	
膵頭十二指腸切除術の併施					
あり	1	2	3	7	0.30
なし	63	98	41	93	
重症合併症					
あり	6	9	6	14	0.49
なし	58	91	38	86	
90日死亡					
あり	5	8	1	2	0.40
なし	59	92	43	98	

表3 胆道ドレナージ前MDCT群と胆道ドレナージ後MDCT群の病理結果の比較

	胆道ドレナージ前MDCT (n=64)		胆道ドレナージ後MDCT (n=44)		P値
	n	%	n	%	
組織学的分化度					
G1	43	67	25	57	0.52
G2	16	25	15	34	
G3	5	8	4	9	
T分類					
is/1	20	31	10	22	0.29
2a/2b	21	33	21	48	
3	23	36	13	30	
N分類					
1	10	16	25	57	0.03
0	54	84	19	43	
AJCC Stage					
0/I	20	31	7	16	0.15
II	14	22	9	20	
IIIA/IIIB	30	47	28	64	

ナージ前にMDCTを施行することで，R0切除率が向上する可能性が示唆された．

　肝門部領域胆管癌において，胆道ドレナージ前MDCTでは胆管が拡張しているため，造影される壁肥厚として同定される浸潤癌の水平・垂直進展度診断が可能であるとともに，肝門部の胆管，門脈，肝動脈の立体解剖の評価も可能である（図1a）．一方，胆道ドレナージ後のMDCTではすでに胆管の拡張は消失し，また，ドレナージチューブのアーチファクトによって，癌の進展度診断は極めて困難であるとともに，肝門部の立体解剖の把握も不可能である（図1b）．

　本研究においては，胆道ドレナージ後MDCT群は紹介元で胆道ドレナージを施行された群であり，胆道ドレナージ前MDCT群は当院で胆道ドレナージを施

表 4　胆道ドレナージ前 MDCT 群と胆道ドレナージ後 MDCT 群の根治度の比較

	胆道ドレナージ前 MDCT（n＝64）		胆道ドレナージ後 MDCT（n＝44）		P 値
	n	%	n	%	
外科切除縁における癌浸潤					
肝側胆管断端					
陰性	55	86	37	84	0.79
陽性	9	14	7	16	
十二指腸側胆管断端					
陰性	59	92	37	84	0.22
陽性	5	8	7	16	
剝離面					
陰性	54	84	30	68	0.06
陽性	10	16	14	32	
根治度					
R0	46	72	22	50	0.03
R1	18	28	22	50	

表 5　R0 切除の予測因子

	R0 切除 (n＝68)		R1 切除 (n＝40)		単変量 P 値	多変量 P 値	リスク比	95％信頼区間
	n	%	n	%				
年齢, 歳								
≦56	4	6	8	20	0.05	0.06	0.28	0.08-1.03
＞56	64	94	32	80			1.00	（参照カテゴリ）
MDCT 施行時期								
胆道ドレナージ前	46	68	18	45	0.03	0.04	2.38	1.05-5.41
胆道ドレナージ後	22	32	22	55			1.00	（参照カテゴリ）

行した群であると考えられた．紹介元で胆道ドレナージを施行することの問題点として，①胆道ドレナージ前 CT の精度，②胆道ドレナージ方法，の 2 点があげられる．まず，①の胆道ドレナージ前 CT の精度に関しては，本研究の 44 名の胆道ドレナージ後 MDCT 群のうち 30 名（68％）は紹介元で胆道ドレナージ前に CT を施行していたが，その CT の質として，一相の造影 CT であったり，3～10 mm 程度の CT スライス幅であったりで，肝門部領域胆管癌の癌進展度診断を行うには不十分な精度といわざるを得なかった．次に，②の胆道ドレナージの種類に関しては，現在のところ肝門部領域胆管癌の外科治療における術前胆道ドレナージ法としては ENBD が最適であると考えられているなかで[11～13]，本検討では，紹介元で胆道ドレナージを施行した症例（胆道ドレナージ後 MDCT 群）において，当院でドレナージを施行した症例（胆道ドレナージ前 MDCT 群）に比べ有意に PTBD，EBS によるドレナージが多く，この点も問題であると考えられた．

以上のことから，肝門部領域胆管癌に対し R0 切除を達成するためには，胆管の拡張の残る胆道ドレナージ前に精度の高い MDCT を施行し，術式を決定したうえで，予定残肝側に ENBD による胆道ドレナージを施行することが望ましいと考えられる．そのため，これらの処置が当該施設で施行できない場合には，胆道ドレナージを施行せず，すみやかに high-volume center に紹介することが，引き続き行われるであろう外科切除において R0 切除を達成するために非常に重要であると考えられる．

しかし，依然として，ある一定割合で，胆道ドレナージを施行されて当科に紹介される肝門部領域胆管癌症例が存在するため，当科では，そのような症例に対してはドレナージチューブから 20 倍希釈した 60％ ウログラフィン 10～20 mL を注入した状態で胆道造影 MDCT を施行し，その画像を SYNAPSE VINCENT で立体構築し，通常の血管造影 MDCT と fusion させることで，肝門部の立体解剖の把握を試みている（図 3）．

おわりに

肝門部領域胆管癌に対して R0 切除を達成するためには，胆道ドレナージ前に MDCT を施行するべきであると考えられる[10]．

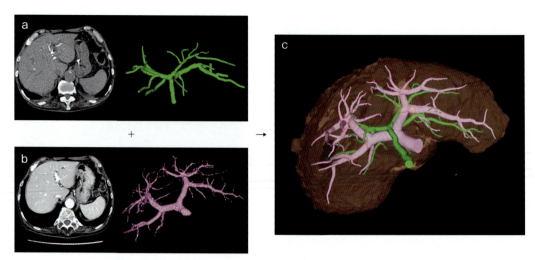

図 3 胆道ドレナージ後に MDCT を施行した患者に対する工夫

参考文献

1) Miyazaki M, Kato A, Ito H, et al.：Combined vascular resection in operative resection for hilar cholangiocarcinoma：does it work or not? Surgery 141：581-588, 2007.
2) Shimizu H, Sawada S, Kimura F, et al.：Clinical significance of biliary vascular anatomy of the right liver for hilar cholangiocarcinoma applied to left hemihepatectomy. Ann Surg 49：435-439, 2009.
3) Miyazaki M, Kimura F, Shimizu H, et al.：One hundred seven consecutive surgical resections for hilar cholangiocarcinoma of Bismuth types II, III, IV between 2001 and 2008. J Hepatobiliary Pancreat Sci 17：470-475, 2010.
4) Shimizu H, Kimura F, Yoshidome H, et al.：Aggressive surgical resection for hilar cholangiocarcinoma of the left-side predominance. Ann Surg 251：281-286, 2010.
5) Hosokawa I, Shimizu H, Yoshidome H, et al.：Surgical strategy for hilar cholangiocarcinoma of the left-side predominance：current role of left trisectionectomy. Ann Surg 259：1178-1185, 2014.
6) Sugiura T, Nishio H, Nagino M, et al.：Value of multidetector-row computed tomography in diagnosis of portal vein invasion by perihilar cholangiocarcinoma. World J Surg 32：1478-1484, 2008.
7) Senda Y, Nishio H, Oda K, et al.：Value of multidetector row CT in the assessment of longitudinal extension of cholangiocarcinoma-correlation between MDCT and microscopic findings. World J Surg 33：1459-1467, 2009.
8) Miyazaki M, Yoshitomi H, Miyakawa S, et al.：Clinical practice guidelines for the management of biliary tract cancers 2015：the 2nd English edition. J Hepatobiliary Pancreat Sci 22：249-273, 2015.
9) Shimizu H, Hosokawa I, Ohtsuka M, et al.：Clinical significance of anatomical variant of the left hepatic artery for perihilar cholangiocarcinoma applied to right-sided hepatectomy. World J Surg 38：3210-3214, 2014.
10) Hosokawa I, Shimizu H, Yoshitomi H, et al.：Impact of biliary drainage on multidetector-row computed tomography on R0 resection for perihilar cholangiocarcinoma. World J Surg［Epub ahead of print］
11) Kawakami H, Kuwatani M, Onodera M, et al.：Endoscopic nasobiliary drainage is the most suitable preoperative biliary drainage method in the management of patients with hilar cholangiocarcinoma. J Gastroenterol 46：242-248, 2011.
12) Hirano S, Tanaka E, Tsuchikawa T, et al.：Oncological benefit of preoperative endoscopic biliary drainage in patients with hilar cholangiocarcinoma. J Hepatobiliary Pancreat Sci 21：533-540, 2014.
13) Komaya K, Ebata T, Yokoyama Y, et al.：Verification of the oncologic inferiority of percutaneous biliary drainage to endoscopic drainage：a propensity score matching analysis of resectable perihilar cholangiocarcinoma. Surgery 161：394-404, 2017.

* * *

特集

R0切除をめざした胆管癌の術前・術中・術後における診断・治療の工夫

胆管癌術前診断におけるSpyGlass DSの有用性

小川　貴央[1]・伊藤　　啓[1]・越田　真介[1]・菅野　良秀[1]・楠瀬　寛顕[1]
枡　かおり[1]・酒井　利隆[1]・川上裕次郎[1]・藤井　佑樹[1]・村林　桃士[1]
長谷川　翔[1]・小堺　史郷[1]・野田　　裕[1]

要約：胆管癌の術前には病変の良悪性診断のほか，腫瘍の進展範囲の診断が重要であり，胆道鏡は直接胆管病変を観察し，狙撃生検を行うことが可能で診断アルゴリズムのサードステップに位置付けられている。SpyGlass DSは4方向のアングルを有し，胆管内での操作性が非常に良好であることや送水チャンネルと吸引・鉗子チャンネルが独立しているため，送水と吸引を同時に行うことが可能で，胆管内の洗浄が容易であることなど，従来の胆道鏡と比較して，多数の利点があり，胆管癌術前診断における有用なモダリティの一つと考える。診断能の向上のためにはさらなる画質の向上と，専用の生検鉗子の大型化が望まれる。

Key words：胆管癌，胆道鏡，SpyGlass DS

Usefulness of SpyGlass DS for Preoperative Evaluation of Cholangiocarcinoma
Takahisa Ogawa et al
1) 仙台市医療センター仙台オープン病院消化器内科
　（〒983-0824 仙台市宮城野区鶴ケ谷5-22-1）

はじめに

　胆管癌の根治治療は外科手術のみであり，術前の正確な診断が求められる。術前には病変の良悪性診断のほか，腫瘍の進展範囲の診断が重要であり，診断にはさまざまなモダリティが用いられる[1〜6]。胆道鏡は直接胆管病変を観察し，狙撃生検を行うことが可能であり，胆道癌診療ガイドラインにおいて，診断アルゴリズムのサードステップに位置付けられている[7]。近年，新型胆道鏡であるSpyGlass™ DS Direct Visualization System（ボストン・サイエンティフィック社）（以下，SpyGlass DS）が本邦でも使用可能になり，有用性の報告が散見される[6,8〜11]。本稿では胆管癌術前診断における胆道鏡，とくにSpyGlass DSの有用性について述べる。

I．SpyGlass DSの利点

　SpyGlass DSはスコープのSpyScope DSと光源装置であるSpyGlass DS Digital Controllerで構成され，前者はディスポーザブルである（図1a）。SpyScope DSをSpyGlass DS Digital Controllerに差し込み，吸引と送水装置を接続すればセットアップが完了し，前世代のSpyGlassと比較して非常に簡便である。またSpyGlass DSはデジタルスコープとなり，前世代より画質が格段に向上している。

　SpyGlass DSとオリンパス社製のデジタル経口胆道鏡であるCHF-B260の比較を表1に示す。CHF-B260と比較したSpyGlass DSの最大の利点は，4方向のアングルを有し，胆管内での操作性が非常に良好であることである。また送水チャンネルと吸引・鉗子チャンネルが独立しているため，送水と吸引を同時に行うことが可能で，胆管内の洗浄が容易である。生検鉗子などのデバイスを鉗子口に挿入し，処置を行いながらの送水も可能である。Yコネクタを接続すれば，デバイスを鉗子口に挿入しながらの吸引もできる。さらに，SpyGlass DSを親スコープに接着させ，一人法で胆道鏡を施行することが可能である（図1b）。

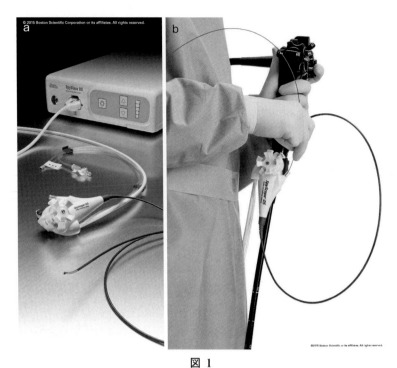

図 1
a：SpyScope DS と SpyGlass DS Digital Controller，b：一人法による SpyGlass DS

表 1 SpyGlass DS と CHF-B260 の比較

	SpyGlass DS	CHF-B260
先端外径	3.6 mm	3.4 mm
チャンネル数	3（送水2）	1
鉗子口径	1.2 mm	1.2 mm
アングル操作	4方向	2方向
視野角	120°	90°
術者	一人法が可能	二人法のみ

SpyGlass DS は CHF-B260 と比較して多くの点で優れるが，画質については，まだ改善の余地がある。とくに近接観察でハレーションを生じることが多く，画質は CHF-B260 に軍配が上がる（図2）。

II．胆管病変の良悪性診断

胆管病変の良悪性診断は画像検査に胆管生検や胆汁細胞診などの病理検査を加えて総合的に行われているが，胆管癌の診断で切除された症例の約5～17％が良性であったと報告されており[12]，診断困難な症例が存在する。胆道鏡はそのような症例に対してよい適応であり，Fukuda ら[13]は ERCP 下での経乳頭的胆管生検に胆道鏡を付加することで，正診率が78.0％から93.4％に上昇したと報告している。

胆道鏡による悪性を疑う所見は，不整に拡張蛇行した血管（腫瘍血管）や易出血性粘膜，不整な乳頭状顆粒状粘膜，粘膜下腫瘍様の結節状隆起などであり，一方，規則正しい配列の細血管を有する平坦な粘膜や丈の低い均一な顆粒状粘膜，粘膜不整のない表面の凹凸変化，襞の収束を有する白色調粘膜は良性を示唆する所見とされている[3～5,13～15]（図3）。しかしながら，実際には胆道鏡所見のみでの良悪性鑑別は困難である場合もあり，胆道鏡下生検と合わせて判断するのが望ましい。Korrapati ら[16]は29文献のメタ解析を行い，胆道鏡所見および胆道鏡下生検による胆管病変の良悪性鑑別診断能はそれぞれ感度93％，69％，特異度85％，94％，正診率89％，79％であったと報告している。胆道鏡下生検では特異度は高いものの，感度がやや低い結果であるが，このメタ解析には SpyGlass DS を用いた検討は含まれていない。SpyGlass DS を用いた胆道鏡下生検の良悪性診断成績は，感度80～85％，特異度100％と比較的良好な結果が報告されており[10,17]，SpyGlass DS は良好な操作性により，従来の胆道鏡と比較して狙撃生検能に優れていると考える。

III．腫瘍の進展範囲診断

胆管癌は胆管の長軸方向へ沿った特徴的な進展様式を示し，この側方進展の範囲診断は術式決定のために極めて重要である。胆管癌の側方進展には上皮内進展と壁内進展とがあるが，とくに上皮内進展は MDCT（multidetector-row CT）や IDUS（intraductal ultrasonography）などで捉えられないことも多く，胆道鏡

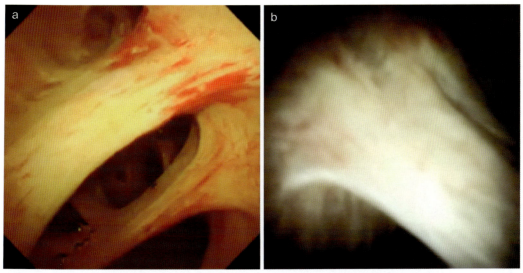

図2 CHF-B260 (a) と SpyGlass DS (b) の同一症例，同一部位の胆道鏡像
SpyGlass DS像ではハレーションにより近接での観察が困難である。

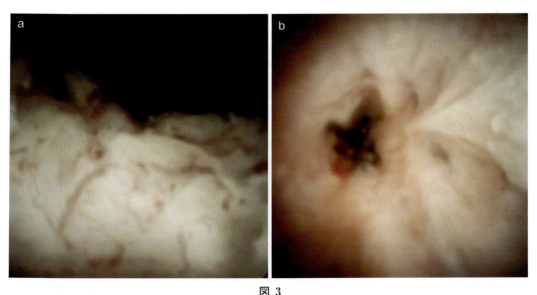

図3
a：胆管癌のSpyGlass DS像 不整な易出血性粘膜に拡張蛇行した腫瘍血管を認める。
b：良性胆管狭窄のSpyGlass DS像 襞の収束を有する白色調粘膜で，拡張蛇行した血管はみられない。

のよい適応である[18]。上皮内進展は胆道鏡で，主腫瘍部から連続する不整な顆粒状，イクラ状粘膜として捉えられ[3～6]，胆管造影所見に加味することで正診率が向上することが報告されている[3,4]。一方，壁内進展は癌が胆管粘膜に露出していない場合もあり，胆道鏡による診断は困難であることも多く，MDCTや胆管造影所見と合わせて評価する必要がある[6]。

側方進展の診断においては，画像検査を補完する目的で，透視下または胆道鏡下に胆管マッピング生検が行われている[1,3,4,6]。透視下生検は使用できる生検鉗子が大きく，十分な検体量が得られやすいが，意図した部位へ生検鉗子を誘導することは技術的に難易度が高い。また主腫瘍部より肝側胆管の生検ではコンタミネーションが懸念される。これに対して，胆道鏡下生検では胆道鏡自体がシースの役割を果たし，コンタミネーションの可能性は少ない。また，直視下に生検が可能であるため，より狙撃的な生検が可能である。とくにSpyGlass DSは胆管内での操作性に優れ，透視下で生検鉗子を誘導することが困難である部位にも到達可能である。われわれの検討では，右前後区域枝合流部やB4合流部などの透視下生検が比較的困難な部位でも，SpyGlass DS下では容易に生検が可能であっ

表2 SpyGlass DSの胆道鏡下生検成功率
（文献6より引用改変）

	胆道鏡下生検成功率
全体	59/67（88%）
生検部位	
左右肝管合流部	24/27（89%）
B4合流部	13/14（93%）
右前後区域枝合流部	6/7（86%）
膵内胆管	6/9（67%）
主腫瘍部	10/10（100%）

た[6]。しかしながら，採取した検体の12%は上皮を含まない間質組織や凝血塊などの不良検体であった[6]（表2）。Nishikawaら[5]も，CHF-B260を用いた検討で，胆道鏡下生検の検体不良率を58.8%から76.0%と報告している。生検鉗子が小さいことによる検体量の少なさが，検体不良が生じる一因と考えられ，胆道鏡下に使用できる生検鉗子の大型化が望まれる。胆道鏡下生検では，肉眼的に組織が十分に採取できたように見えても，組織レベルでみると不良検体であることも少なくないため，同一部位から複数回生検することを強く推奨する。

IV．SpyGlass DSの実際

当科での胆管癌術前におけるSpyGlass DSの実際について解説する。前述のようにSpyGlass DSは一人法での施行が可能であるが，手技が煩雑になりやすく，内視鏡医が確保できる環境であれば，二人法での施行を推奨する。われわれは全例，二人法で行っている。

1．SpyGlass DS施行前

MDCTおよび胆管造影で，病変の主座，胆管の走行を確認しておく。管腔内超音波検査（IDUS）は原則として全例で施行し，側方進展範囲および脈管（右肝動脈および門脈）浸潤の有無の診断を行っている。胆管内へガイドワイヤーを留置し，内視鏡的乳頭括約筋切開術を行う。

2．SpyGlass DSの挿入

SpyGlass DSの挿入は基本的にガイドワイヤー下で行っている。SpyGlass DSの先端を乳頭にあてがいSpyGlass DSのアップアングルを胆管軸に合うように調節しながら，胆管内に挿入していく。透視下である程度胆管内へ挿入されたところで，メイン画面をSpyGlass DSの画像に切り替える。なお，胆道鏡画像に気を取られ，親スコープの位置取りが崩れることがあるため，サブ画面で親スコープの位置取りにも気を配るようにする。

3．観察および胆道鏡下生検

SpyGlass DSの画面に切り替えた時点では，胆管壁に先端が当たっている場合も多く，SpyGlass DSのアングル操作で管腔の中央を捉えるように調節する。SpyGlass DSのアングルにはハーフロック機能があるが，スコープの位置取りを安定させるためにハーフロックは常時かけておくことを推奨する。

胆管狭窄部の突破は全例でガイドワイヤー下に行っている。われわれの検討では13例中1例で10 Fr.のテーパードカテーテルによる拡張を要したが，全例で狭窄部の突破が可能であった[6]。症例数が少ないため，今後の検討が必要であるが，CHF-B260では30.2%で狭窄部の突破が不可能であったと報告されており[5]，SpyGlass DSはその先端形状から挿入性が優れていると考える。

送水と吸引を行い，胆管内を洗浄し，観察を行う。SpyGlass DSはフットスイッチで簡便に送水が可能で，吸引を適宜行いながら，胆管内圧が上昇しすぎないように注意する必要がある。CHF-B260では上下2方向のアングルしかなかったために，胆管の観察部位によっては親スコープの位置取りも変えながら観察する必要があったが，SpyGlass DSではほぼ子スコープのアングル操作のみで観察を行うことが可能である。胆管枝の同定は，胆道鏡下にガイドワイヤーを挿入し，その透視画像と，事前に撮像した胆道造影画像を比較することで行っている。

十分に観察を行った後に，胆道鏡下にマッピング生検を行う（図4）。生検施行部位は主腫瘍の局在や脈管浸潤の有無から，胆道外科医と協議し，想定される術式を考慮して決定している。生検は生検鉗子を開いた状態で適度な強さで胆管壁に押し付け，鉗子が滑るのを避けるために可能な限りゆっくりと鉗子を閉じる。このとき，胆管壁に押し付ける力が強すぎると，鉗子が滑るので注意する。胆管枝の合流部からの生検では，比較的鉗子を正面から押し付けやすいが，膵内胆管などからの陰性生検では，接線方向となり鉗子が滑りやすいため，SpyGlass DSのアングル操作で鉗子が胆管壁に可能な限り垂直に当たるように調節する。肉眼的に組織が採取されていると判断した場合であっても，前述のように検体不良の可能性があるため，同一部位から2回以上生検を施行している。

おわりに

胆管癌術前診断におけるSpyGlass DSの有用性と実際について解説した。SpyGlass DSは胆管内での操作

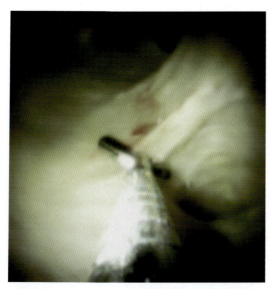

図 4 SpyBite を用いた胆道鏡下マッピング生検

性がよく，狙撃生検能に優れ，胆管癌術前診断における有用なモダリティの一つと考える．診断能の向上のためにはさらなる画質の向上と，専用の生検鉗子の大型化が望まれる．

参考文献

1) Noda Y, Fujita N, Kobayashi G, et al.：Intraductal ultrasonography before biliary drainage and transpapillary biopsy in assessment of the longitudinal extent of bile duct cancer. Dig Endosc 20：73-78, 2008.
2) Mohamadnejad M, DeWitt JM, Sherman S, et al.：Role of EUS for preoperative evaluation of cholangiocarcinoma：a large single-center experience. Gastrointest Endosc 73：71-78, 2011.
3) Kawakami H, Kuwatani M, Etoh K, et al.：Endoscopic retrograde cholangiography versus peroral cholangioscopy to evaluate intraepithelial tumor spread in biliary cancer. Endoscopy 41：959-964, 2009.
4) Osanai M, Itoi T, Igarashi Y, et al.：Peroral video cholangioscopy to evaluate indeterminate bile duct lesions and preoperative mucosal cancerous extension：a prospective multicenter study. Endoscopy 45：635-641, 2013.
5) Nishikawa T, Tsuyuguchi T, Sakai Y, et al.：Preoperative assessment of longitudinal extension of cholangiocarcinoma with peroral video-cholangioscopy：A prospective study. Dig Endosc 26：450-457, 2014.
6) Ogawa T, Ito K, Koshita S, et al.：Usefulness of cholangioscopic-guided mapping biopsy using SpyGlass DS for preoperative evaluation of extrahepatic cholangiocarcinoma：a pilot study. Endosc Int Open 2：E199-E204, 2018.
7) 日本肝胆膵外科学会，胆道癌診療ガイドライン作成委員会：胆道癌診療ガイドライン改訂第 2 版．医学図書出版，2014.
8) Tanaka T, Itoi T, Honjo M, et al.：New digital cholangiopancreatoscopy for diagnosis and therapy of pancreaticobiliary diseases (with videos). J Hepatobiliary Pancreat Sci 23：220-226, 2016.
9) Imanishi M, Ogura T, Kurisu Y, et al.：A feasibility study of digital single-operator cholangioscopy for diagnostic and therapeutic procedure（with videos）. Medicine（Baltimore）15：e6619.
10) Ogura T, Imanishi M, Kurisu Y, et al.：Prospective evaluation of digital single-operator cholangioscope for diagnostic and therapeutic procedures（with videos）. Dig Endosc 7：782-789, 2017.
11) Ogura T, Onda S, Sano T, et al.：Evaluation of the safety of endoscopic radiofrequency ablation for malignant biliary stricture using a digital peroral cholangioscope（with videos）. Dig Endosc 6：712-717, 2017.
12) Fujita T, Kojima M, Gotohda N, et al.：Incidence, clinical presentation and pathological features of benign sclerosing cholangitis of unknown origin masquerading as biliary carcinoma. J Hepatobiliary Pancreat Sci 17：139-146, 2010.
13) Fukuda Y, Tsuyuguchi T, Sakai Y, et al.：Diagnostic utility of peroral cholangioscopy for various bile duct lesions. Gastrointest Endosc 62：374-382, 2005.
14) Itoi T, Neuhaus H, Chen YK：Diagnostic value of imaging-enhanced video cholangiopancreatoscopy. Gastrointest Endosc Clin N Am 19：557-566, 2009.
15) 鎌田健太郎，糸井隆夫，森安史典：胆道鏡を用いた胆管疾患の診断・治療の現状と展望．Gastroenterol Endosc 57：1135-1149, 2015.
16) Korrapati P, Ciolino J, Wani S, et al.：The efficacy of peroral cholangioscopy for difficult bile duct stones and indeterminate strictures：a systematic review and meta-analysis. Endosc Int Open 3：E263-E275, 2016.
17) Navaneethan U, Hasan MK, Kommaraju K, et al.：Digital, single-operator cholangiopancreatoscopy in the diagnosis and management of pancreatobiliary disorders：a multicenter clinical experience（with video）. Gastrointest Endosc 84：649-655, 2016.
18) 小川貴央，洞口　淳，野田　裕，ほか：腫瘍の上皮内進展度診断に narrow-band imaging 併用経口胆道鏡が有用であった下部胆管癌の 1 例．日消誌 107：112-119, 2010.

＊　　＊　　＊

医療機器でつなぐ、
健やかな未来。

私たちイノメディックスは、医療の現場に製品・情報・サポートを機能として
トータルで提供し、皆様の健康づくりのお役に立ちたいと願っています。

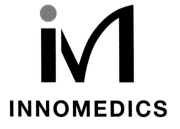

明日の医療を支えるために
株式会社 イノメディックス
http://www.innomedics.co.jp
〒112-0002 東京都文京区小石川四丁目17番15号
TEL.03-3814-3645（代表）　FAX.03-3815-8811

経口電子胆道鏡を用いた胆管癌表層進展範囲診断

石井　康隆[1]・芹川　正浩[1]・壷井　智史[1]・栗原　啓介[1]・辰川裕美子[1]・宮木　英輔[1]
河村　良太[1]・津島　健[1]・齋藤　裕平[1]・關藤　剛[1]・中村　真也[1]・平野　哲朗[1]
吹上　綾美[1]・森　豪[1]・村上　義昭[2]・茶山　一彰[1]

> 要約：経口電子胆道鏡検査（POCS）は高解像度の画像を得ることが可能であり，胆管癌の表層進展範囲診断に有用である．胆管癌の肉眼型と水平方向への進展様式には関連があり，表層進展を高頻度に認める限局型（乳頭型，結節膨脹型）がPOCSのよい適応になる．胆管切除断端の上皮内癌遺残と長期予後との関連はいまだ解決されていない問題であるが，POCSは胆管癌R0切除，さらには予後の延長に寄与する可能性がある．

Key words：経口電子胆道鏡，POCS，胆管癌，表層進展

Evaluation of Superficial Spread of Extrahepatic Cholangiocarcinoma Using Peroral Video Cholangioscopy
Yasutaka Ishii et al
1) 広島大学大学院医歯薬保健学研究科消化器・代謝内科（〒734-8551 広島市南区霞1-2-3）
2) 同　応用生命科学部門外科学

はじめに

　胆管癌の唯一の根治的治療法は外科的切除であり，手術適応の判定には遠隔臓器への転移と，胆管周囲および胆管に沿った局所の進展範囲を正確に診断する必要がある．胆管長軸方向（水平方向）への進展様式は，粘膜下への浸潤を伴わず粘膜内を進展する表層進展（粘膜内進展）と粘膜下浸潤部で胆管壁に沿って進展する壁内進展（粘膜下進展）に分類される．壁内進展の診断には，multidetector row CT（MDCT），超音波内視鏡検査（endoscopic ultrasonography：EUS），管腔内超音波検査（intraductal ultrasonograpy：IDUS）での壁肥厚所見と直接胆管造影による胆管の狭小化や硬化像が重要である．一方で表層進展の診断においては，直接胆管造影での主病巣から連続する小さな透亮像やEUS・IDUSでの主病巣から連続する小隆起の評価が重要であり，MDCT単独での診断は困難である．経口胆道鏡検査（peroral cholangioscopy：POCS）は胆管粘膜の微小な変化を直接観察しうる検査法であり，表層進展の正確な診断に有用である．本稿では，胆管癌表層進展範囲診断における従来型の電子胆道鏡を使用した親子方式のPOCSの役割について概説する．

I．胆管癌の肉眼型と進展様式

　胆道癌取扱い規約[1]において，胆管癌は肉眼型によって乳頭型，結節型，平坦型の3型に分類され，粘膜下への浸潤様式によりそれぞれ膨脹型と浸潤型に亜分類されている．胆管癌の水平方向への進展様式と肉眼型には関連があり，乳頭型や結節膨脹型など胆管内腔に増殖を示す例では表層進展が多く，結節浸潤型や平坦型など粘膜下浸潤と線維化により胆管壁が肥厚する例では壁内進展が多いといわれている[2,3]．表層進展をきたしやすい前者を「限局型」，壁内進展をきたしやすい後者を「浸潤型」として，大きく二つに分類されることもある．「限局型」の症例では，20 mm以上の表層進展を認める症例も少なくなく[4,5]，乳頭型では約40％の症例で20 mm以上の表層進展が認められたとの報告もある[2,6]．限局型では胆管内腔の病変を評価することが重要であり，直接胆管造影による胆管壁の顆粒状変化や毛羽立ち像，壁不整像とともに胆道鏡や胆

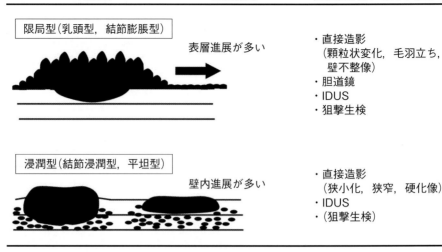

図1 胆管癌の肉眼型と進展様式（文献7より引用改変）
乳頭膨張型，乳頭浸潤型，結節膨張型は限局型ともよばれ，表層進展が多い。結節浸潤型，平坦膨張型，平坦浸潤型は浸潤型とよばれ，壁内進展が多い。

管狙撃生検が有用である。一方，浸潤型では病変の主体は粘膜下となるため，進展度の評価は直接胆管造影による胆管の狭小化，狭窄像，硬化像をとらえるとともに壁肥厚を評価できるIDUSが有用である[7]（図1）。

胆管癌の占拠部位と肉眼型にも一定の傾向があることが報告されている。真口らは，肝門部領域胆管癌では結節型と平坦型（浸潤型）の頻度が高いため壁内進展が多いのに対し，遠位胆管癌では乳頭型と結節型（限局型）の頻度が高いため表層進展が多いと報告している[3,8]。胆管長軸方向への進展範囲診断を行う際には，主病変の肉眼型だけでなく占拠部位も考慮して検査の選択を行う必要がある。

II．POCSの適応

限局型（乳頭型と結節膨脹型）の症例は高頻度に表層進展を伴うため，腫瘍の占拠部位にかかわらず，POCSの適応があると考えられる。また，主病巣から連続する胆管造影での小さな透亮像やEUS・IDUSでの小隆起は表層進展を示唆する所見であり，このような所見がそれぞれの検査で認められた場合にもPOCSを考慮する。

胆管癌に対するPOCSの目的は，術前に表層進展範囲を正しく評価し，胆管切除断端陰性となるような適切な手術術式の選択を行うことである。胆管癌切除例において，胆管切除断端および剝離面の癌の遺残は術後の予後にもっとも影響を与える因子であり，断端に癌の陽性所見を認める例では陰性の例に比べて有意に予後は不良である[9]。一方で，上皮内癌に関しては，胆管切除断端における上皮内癌遺残は予後にほとんど影響を与えないとの報告や[6,10〜13]，表層進展を伴う胆管癌は伴わないものと比較して限局型が多く，分化度が高く，浸潤能も低いため予後が良好との報告もある[4,6]。しかしながら，これらの報告では，切除後10年までの予後には切除断端における上皮内癌遺残が影響しないことが示されているが，切除後10年以降の長期予後については明らかになっていない。また，Tsukaharaら[14]は，AJCC分類でpTis-2N0M0の早期段階の胆管癌172例において，胆管切除断端の上皮内癌遺残症例は浸潤癌遺残症例ほどではないものの，断端陰性症例と比較して有意に局所再発率が高く（5年32.8% vs 4.4%），術後5年生存率が不良であった（35.1% vs 78.7%）と報告している。切除断端における上皮内癌遺残の長期予後への影響についてはさらなる検討が必要であるが，POCSを用いた正確な表層進展範囲の診断が予後の延長に寄与する可能性がある。

III．POCSによる表層進展範囲診断

本邦で現在使用可能な親子式の電子胆道鏡はオリンパス社製のCHF-B260とCHF-BP260である。これらのスコープでは高解像度の画像を得ることができ，搭載されている狭帯域特殊光観察（narrow band imaging：NBI）は腫瘍の範囲診断にも有用である[15]。胆道鏡はその脆弱性が問題とされていたが，耐久性を向上させた新型スコープが現在開発中である。

POCSで明瞭な画像を得て表層進展範囲を正確に評価するためには，胆管内に存在する胆汁を除去するこ

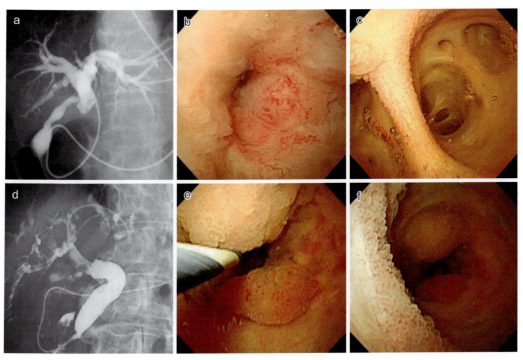

図2 胆管癌表層進展のPOCS像
a〜c：遠位胆管癌（限局型）の症例　主病変から連続する顆粒状粘膜が左右肝管合流部まで認められる。
d〜f：肝門部領域胆管癌（限局型）の症例　点状の拡張血管を伴う魚卵様粘膜が主病変から連続して乳頭側に進展している。

とが重要である。胆管内の観察は子スコープのチャンネルから生理食塩水を注入しながら行うが，注入のしすぎは胆管内圧の上昇から胆管炎，菌血症を惹起する危険がある。そのため，当科ではPOCS施行前にあらかじめENBDカテーテルを留置しておき，親スコープ挿入前に生理食塩水で胆管内を十分に洗浄している。また，ガイドワイヤー操作による病変のアーチファクトを避けるため，事前に留置してある経鼻胆道ドレナージカテーテルを通して親スコープを挿入し，ドレナージカテーテルを通してガイドワイヤーを留置している[16]。

POCSで得られた画像のうち，主病変から連続する不整な顆粒状粘膜や魚卵様粘膜（図2）が表層進展を示唆する内視鏡所見であるが，ときに正常胆管の血管透見不良として描出されることもあり，注意が必要である。また，POCS所見は胆道ドレナージの影響を受ける可能性があることも考慮しておく必要がある。ステントでの逆行性胆管炎による二次的な胆管壁肥厚や，経鼻胆道ドレナージカテーテルでの胆管壁への接触による変化が表層進展に似た顆粒状粘膜を呈する可能性がある（図3）。

遠位胆管癌であれば左右肝管合流部，肝門部領域胆管癌であれば膵内胆管と胆管分離限界点付近の肝内胆管が観察のポイントになるが，肝門部領域胆管癌では狭窄の上流胆管の十分な情報を得ることが困難なことも多い。

IV. POCSの表層進展範囲診断成績

POCSによる胆管癌の表層進展範囲診断の成績がこれまでに本邦からいくつか報告されている。Kawakamiら[5]は，44例の限局型胆管癌を対象として，POCSによる表層進展範囲診断の成績を検討しており，狭窄部突破率は86％（38/44），表層進展の存在診断は100％（38/38），表層進展範囲診断の正診率は77％（10/13）と報告している。Osanaiら[17]による多施設共同研究では，POCSの表層進展範囲診断の正診率は83.7％（41/49）と報告されている。これらの報告では，POCSに生検を組み合わせることで表層進展範囲の正診率がさらに良好となっている。胆管上皮を置換するような平坦な表層進展の範囲診断は電子スコープを用いたPOCSでも容易ではなく，生検を組み合わせた範囲診断が必要と思われる。表層進展範囲診断に用いる生検法にはPOCSによる直視下生検と経乳頭的な透視下生検がある。直視下生検の利点は，目的とする部位から狙撃生検ができる可能性がある点である。一

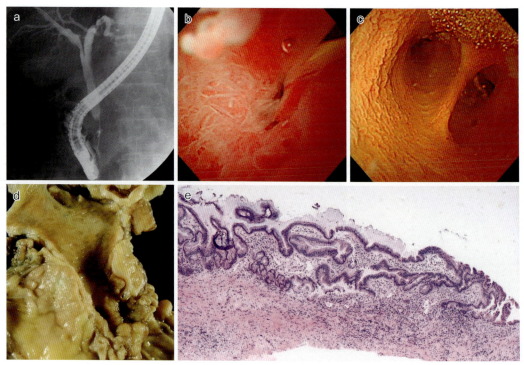

図3 胆管ステント留置後のPOCS像
a～c：遠位胆管癌（浸潤型）の症例　前医でプラスチックステントが留置されていた。POCSでは，主病巣から連続して左右肝管合流部まで顆粒状粘膜が認められる。炎症性変化と表層進展の鑑別は容易ではない。
d，e：病理組織学的には表層進展は認めず，胆管上皮の再生性変化がみられる。

表1　肉眼型と進展様式

	全症例（n＝68）	遠位胆管癌（n＝33）	肝門部領域胆管癌（n＝35）
限局型，n（％）	20（29.4％）	12（36.4％）	8（22.9％）
水平方向進展≧20 mm	10	7	3
表層進展	9	6	3
壁内・全層進展	1	1	0
浸潤型，n（％）	48（70.6％）	21（63.6％）	27（77.1％）
水平方向進展≧20 mm	12	6	6
表層進展	4	2	2
壁内・全層進展	8	4	4

方で，親子式の電子胆道鏡で使用できる生検鉗子はカップ外径が約4 mmと小さいために採取できる組織検体も少なく正確な診断が容易ではないという欠点がある。また，生検鉗子を胆道鏡の鉗子口から挿入している間は生理食塩水による洗浄が行えないため，視野が不良となる点にも注意が必要である。経乳頭的な透視下生検では上部消化管内視鏡用の生検鉗子を用いることで大きな組織検体が採取可能という利点がある。欠点は，狭窄部の突破を含め，目的部位への生検鉗子の誘導が困難なことがある点である。これらの利点と欠点を理解したうえで，症例に応じて検査法を選択する必要がある。

V．当科におけるPOCS検査手技と胆管癌表層進展範囲の診断成績

2008年1月から2017年3月に当院で術前にオリンパス社の電子胆道鏡を用いてPOCSを施行した肝外胆管癌は68例（遠位胆管癌33例，肝門部領域胆管癌35例）であった。肉眼型と進展様式の関連を表1に示す。限局型は20例，浸潤型は48例であり，20 mm以上の表層進展は限局型では9例（45.0％），浸潤型では4例（8.3％）で認められた。遠位胆管癌の肉眼型は，限局型36.4％（12/33），浸潤型63.6％（21/33）であり，20 mm以上の表層進展は，限局型では50.0％（6/12），浸

表 2 POCS による表層進展範囲診断成績

	遠位胆管癌（n=33）	肝門部領域胆管癌（n=35）	
評価部位	左右肝管合流部	主病変の上流 （残肝側の肝管）	膵内胆管
描出率	100%（33/33）	51.4%（18/35）	100%（35/35）
正診率	87.9%（29/33）	88.9%（16/18）	94.3%（33/35）
過大評価	12.1%（4/33）	5.6%（1/18）	0%
過小評価	0%	5.6%（1/18）	5.7%（2/35）

潤型では9.5%（2/21）で認められた。一方，肝門部領域胆管癌の肉眼型は，限局型22.9%（8/35），浸潤型77.1%（27/35）であり，20mm以上の表層進展は，限局型では37.5%（3/8），浸潤型では7.4%（2/27）で認められた。これらの結果は既知の報告[3〜6,8]と同様であった。

POCSによる表層進展範囲の診断成績を表2に示す。遠位胆管癌では，狭窄部突破率は100%，正診率は87.9%であった。肝門部胆管癌では，狭窄部突破率は51.4%，狭窄の上流が観察可能であった症例の正診率は88.9%（16/18），膵内胆管の観察は全例で可能であり，正診率は94.3%であった。遠位胆管癌の非正診例4例のうち3例が前医でプラスチックステントによるドレナージが施行されている症例であった。また，肝門部領域胆管癌の非正診例3例（1例は残肝側肝管，膵内胆管ともに非正診）が原発性硬化性胆管炎に合併した症例であり，背景粘膜に炎症を伴う症例ではPOCSによる表層進展の診断は困難と考えられた。

おわりに

従来型の親子式電子胆道鏡を用いた胆管癌表層進展範囲診断について概説した。限局型の胆管癌は，腫瘍の占拠部位にかかわらず高頻度に表層進展を呈するためPOCSの適応となる。患者の背景因子や検査の侵襲性も考慮して適応を判断する必要があるが，POCSを用いた正確な表層進展範囲の診断は胆管癌のR0切除，さらには予後の延長に寄与する可能性がある。

参考文献

1) 日本肝胆膵外科学会編：胆道癌取扱い規約．第6版．金原出版，2013．
2) Sakamoto E, Nimura Y, Hayakawa N, et al.：The pattern of infiltration at the proximal border of hilar bile duct carcinoma：a histologic analysis of 62 resected cases. Ann Surg 227：405-411, 1998.
3) 真口宏介：肝外胆管癌の術前診断．胆道 22：140-148, 2008.
4) Nakanishi Y, Zen Y, Kawakami H, et al.：Extrahepatic bile duct carcinoma with extensive intraepithelial spread：a clinicopathological study of 21 cases. Mod Pathol 21：807-816, 2008.
5) Kawakami H, Kuwatani M, Etoh K, et al.：Endoscopic retrograde cholangiography versus peroral cholangioscopy to evaluate intraepithelial tumor spread in biliary cancer. Endoscopy 41：959-964, 2009.
6) Igami T, Nagino M, Oda K, et al.：Clinicopathologic study of cholangiocarcinoma with superficial spread. Ann Surg 249：296-302, 2009.
7) 佐々木民人，芹川正浩，井上基樹，ほか：胆管癌の術前進展度診断．胆道 25：600-609, 2011.
8) 真口宏介，安保義恭：胆管癌に対する進展度診断―ビデオによる実際―．胆道 26：176-184, 2012.
9) Kondo S, Takada T, Miyazaki M, et al.：Guidelines for the management of biliary tract and ampullary carcinomas：surgical treatment. J Hepatobiliary Pancreat Surg 15：41-54, 2008.
10) Wakai T, Shirai Y, Moroda T, et al.：Impact of ductal resection margin status on long-term survival in patients undergoing resection for extrahepatic cholangiocarcinoma. Cancer 103：1210-1216, 2005.
11) Sasaki R, Takeda Y, Funato O, et al.：Significance of ductal margin status in patients undergoing surgical resection for extrahepatic cholangiocarcinoma. World J Surg 31：1788-1796, 2007.
12) Ojima H, Kanai Y, Iwasaki M, et al.：Intraductal carcinoma component as a favorable prognostic factor in biliary tract carcinoma. Cancer Sci 100：62-70, 2009.
13) Nakanishi Y, Kondo S, Zen Y, et al.：Impact of residual in situ carcinoma on postoperative survival in 125 patients with extrahepatic bile duct carcinoma. J Hepatobiliary Pancreat Sci 17：166-173, 2010.
14) Tsukahara T, Ebata T, Nagino M, et al.：Residual carcinoma in situ at the ductal stump has a negative survival effect：an analysis of early-stage cholangiocarcinoma. Ann Surg 266：126-132, 2017.
15) Itoi T, Sofuni A, Itokawa F, et al.：Peroral cholangioscopic diagnosis of biliary-tract diseases by using narrow-band imaging (with videos). Gastrointest Endosc 66：730-736, 2007.
16) 石井康隆，芹川正浩，毛利輝生，ほか：電子スコープを用いた経口胆道鏡検査．胆と膵 36：997-1002, 2015.
17) Osanai M, Itoi T, Igarashi Y, et al.：Peroral video

cholangioscopy to evaluate indeterminate bile duct lesions and preoperative mucosal cancerous extension : a prospective multicenter study. Endoscopy **45**：635-642, 2013.

*　　　*　　　*

特集

R0切除をめざした胆管癌の術前・術中・術後における診断・治療の工夫

プローブ型共焦点レーザー内視鏡による胆管狭窄の診断

橋本　千樹[1]・川部　直人[1]・中野　卓二[1]・菅　　敏樹[1]・中岡　和徳[1]
大城　昌史[1]・倉下　貴光[1]・髙村　知希[1]・野村小百合[1]・小山　恵司[1]
三井　有紗[1]・大宮　直木[2]・吉岡健太郎[1]

要約：本稿では，共焦点レーザー内視鏡を用いた胆管狭窄の診断の現状と課題について述べた。共焦点レーザー内視鏡は感度がよく胆管狭窄の良悪性の診断に有用な検査法と考える。とくに，組織採取が困難な症例では，生検の代用となり得ると思われる。しかし高度炎症性病変と悪性病変との鑑別が困難な場合もあり，今後，病理組織との対比などを行いさらに検証していく必要がある。

Key words：共焦点レーザー内視鏡，pCLE，胆管狭窄

はじめに

近年，胆膵疾患における内視鏡診断の進歩は著しいものがある。しかし，胆管狭窄病変のなかには良悪性の診断が困難な症例も依然としてあるのも事実である。なぜなら胆管狭窄部を胆道内視鏡で直接観察することが難しく，また生検を行ったとしても，感度が低いためである。

レーザー光と光学技術を応用して開発された共焦点内視鏡は，生体組織を細胞レベルで視覚化することができる画像装置である。新しい共焦点内視鏡は，プローブ型のため造影カテーテルの内腔を通して使用することが可能で，プローブ先端の接触した部分を細胞レベルでの構造を把握することが可能である。これまでは，胆管内の組織像をリアルタイムに観察できる手段がなかったが，このプローブ型共焦点レーザー内視鏡（probe-based confocal laser endomicroscopy：pCLE）を用いることにより，生体内で胆管内腔の組織構造を観察することが可能である。

本稿では，pCLEを用いた胆管狭窄の診断の現状と課題について述べる。

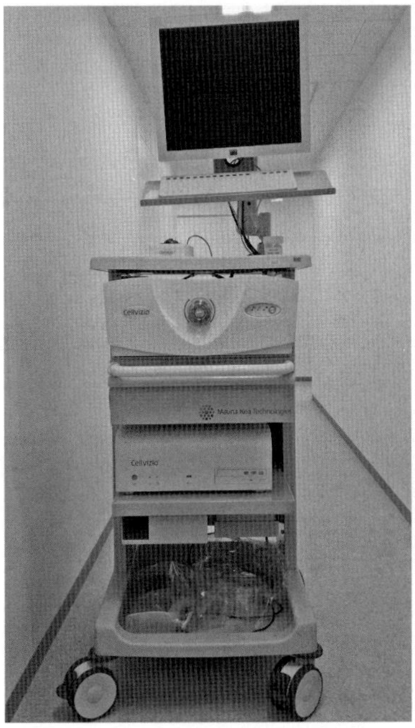

図1 共焦点レーザー内視鏡装置（Cellvizio 100；Mauna Kea Technologies社）の本体

Diagnosis of Biliary Strictures Using Probe-based Confocal Laser Endomicroscopy
Senju Hashimoto et al
1) 藤田保健衛生大学肝胆膵内科（〒470-1192 豊明市沓掛町田楽ケ窪1-98）
2) 同　消化管内科

表1 共焦点レーザー内視鏡のプローブ（Mauna Kea Technologies 社ホームページより引用）

PRODUCT NAME	GASTROFLEX™ UHD	COLOFLEX™ UHD	CHOLANGIOFLEX™	AQ-FLEX™ 19*	UROFLEX™ B*	ALVEOFLEX™
DISTAL TIP VISUAL						
COMPATIBLE OPERATING CHANNEL	≥ 2.8 mm	≥ 2.8 mm	≥ 1.0 mm	≥ 0.91 mm (19G needle)	≥ 1 mm (3Fr)	≥ 1.9 mm
LENGTH	3 m	4 m	4 m	4 m	3 m	3 m
MAXIMUM NUMBER OF USES	20	20	10	10	10	20
USUAL CORRESPONDING PROCEDURE	Eso-Gastro-Duodenoscopy (EGD)	Colonoscopy (compatible with EGD)	Endoscopic Retrograde Cholangio-Pancreatography	Endoscopic UltraSound Fine Needle Aspiration (EUS-FNA)	Cystoscopy & Ureteroscopy	Bronchoscopy
MAIN PATHOLOGY OF INTEREST	Barrett's Esophagus	- Colonic polyps - Inflammatory Bowel Disease	Indeterminate pancreatico-biliary strictures	Pancreatic cysts	Bladder cancer	Peripheral Pulmonary Nodules
TECHNICAL SPECIFICATIONS (WITH LSU 488nm)						
FIELD OF VIEW	⌀ 240 microns	⌀ 240 microns	⌀ 325 microns	⌀ 325 microns	⌀ 325 microns	⌀ 600 microns
CONFOCAL DEPTH	55 to 65 microns	55 to 65 microns	40 to 70 microns	40 to 70 microns	40 to 70 microns	0 to 50 microns
RESOLUTION	1 micron	1 micron	3.5 microns	3.5 microns	3.5 microns	3.5 microns

I．共焦点レーザー内視鏡について

本稿でわれわれが使用した共焦点レーザー内視鏡は，Cellvizio 100®（Mauna Kea Technologies 社）（図1）で，488 nm のレーザーを搭載したスキャンユニット，映像記録・解析ソフトウェア，数万本のマイクロファイバーを束ねた miniprobes で構成される。488 nm の diode pumped solid state（DPSS）レーザーを照射し蛍光色素の発する励起光を捉えて，生体内でほぼ組織構造が把握可能な分解能の画像を提供する。この装置は胆膵領域だけでなく，消化管，呼吸器，泌尿器などの分野でも使用されており，表1に示す通り，各種臓器に応じたプローブが提供されている。プローブの種類によって，解像度や焦点深度などが異なっており，各種臓器に適したプローブが開発されている。

II．胆管狭窄に対する pCLE を用いた検査の実際

まず，内視鏡的逆行性胆道造影を行う。引き続き造影カテーテル内に pCLE を挿入し胆管狭窄部まで誘導し直接プローブを狭窄部に押し当てる。フルオレセイン蛍光造影剤を静脈注射すると間もなく，pCLE の画像を得ることができる。

III．胆管病変に対する pCLE 所見

胆管病変の pCLE 所見として Miami Classification[1] や Paris Classification[2] が報告されている（表2）。それらによると，正常胆管（図2a）は，明るい網目状構造を確認できるが，悪性病変（図2b）は暗い，不整な

表2 胆管の pCLE 所見

	pCLE 所見
正常	Thin dark bands forming a reticular pattern (diameter＜20 microns) Thin white bands (diameter＜20 microns) Light grey background
悪性	Loss of reticular pattern Thick white bands (＞20 μm) Thick dark bands (＞40 μm) Dark clumps Epithelium
炎症	Multiple thin white bands Dark granular pattern with scales Increased space between scales Thickened reticular structures

かたまりを認める。炎症性病変（図2c）では，肥厚した黒い網目状構造や暗い顆粒構造などを認める。しかし，これらの所見が組織の何を表しているのかは，しっかりと解明されていない。なぜなら胆管狭窄の評価で使用する pCLE（CholangioFlex™）は，観察深度が，40～70 μm に固定のため，正常の1層の胆管粘膜上皮そのものは観察できず，粘膜下の構造を観察しているからである。そのため病理組織との対応が困難となっている。Benias ら[3] によると正常胆管でみられる"thin dark bands forming a reticular pattern"所見は粘膜下の膠原線維網を，また，"thin white bands"所見は小血管を，"Light grey background"所見はリンパ洞を表していると考えられると報告している。しかし，まだ十分に解明されたとはいえず，今後のさらなる検討が必要と思われる。

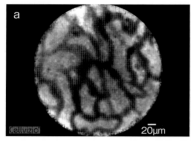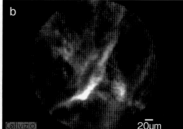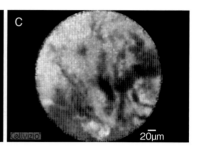

図 2 胆管の pCLE 画像
a：正常または良性所見　Thin dark bands forming a reticular pattern（diameter ＜20 microns）を認める。
b：悪性所見　Thick dark bands（＞40 μm），dark clumps を認める。
c：炎症所見　Thickened reticular structures を認める。

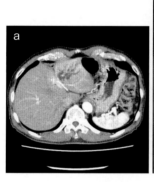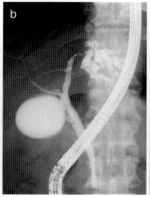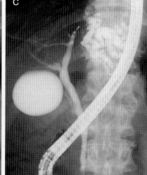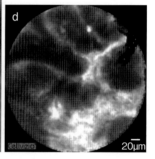

図 3
a：腹部造影 CT　肝内胆管（B3）の拡張を認め，同領域は肝動脈血流が優位となっていた。
b：ERC　B3 根部に狭窄を認め，狭窄部の上流の胆管は拡張していた。
c：ERC　B3 根部の狭窄に pCLE を直接押し当て観察することが可能であった。
d：狭窄部の pCLE 画像　Dark clumps を認め悪性と診断可能であった。

Ⅳ．pCLE の診断能

胆管狭窄に対する pCLE の診断能の報告はいくつか報告されている。Miami Classification の診断基準を用いた検討では感度は 96％ から 97％ と良好であった。しかしこの診断基準では炎症性の狭窄の所見と悪性狭窄の所見との違いが明確でなく，そのため偽陽性が多くなってしまい特異度は 33％ から 67％ と低かった[2,4]。この成績の改善をめざし Paris Classification が炎症性狭窄の診断のために作成された。この基準を用いると特異度が 83％ となり正診率は 82％ と改善した[2]。また多施設国際前向き試験も行われ，pCLE の感度，正診率は，それぞれ 89％，82％ で，組織学的検査の結果（56％，72％）と比較し優れていたと報告されている[5]。最近報告された meta-analysis では pCLE の感度は 90％ となっている[6]。

われわれの施設でも実際に，胆管狭窄 24 例（悪性疾患 20 例，良性疾患 4 例）に対し pCLE を施行した。その感度は 95％（19/20），特異度は 75％（3/4），正診率は 91.7％（22/24）であった。

同時に施行した胆管生検の結果は感度 85％（17/20），特異度 100％（4/4），正診率 87.5％（21/24）であった。pCLE 検査はとくに感度において良好な成績であった。

Ⅴ．症　例

pCLE が有用であったと思われる症例を提示する。70 歳代の男性で，腹部超音波検査で肝内胆管の拡張があり紹介となった。造影 CT 検査（図 3a）では，肝内胆管（B3）の拡張を認め，同領域は肝動脈血流が優位となっていた。ERC（図 3b）では，B3 根部に狭窄を認めた。IDUS は狭窄部に挿入できず同部の観察は不能であった。生検鉗子も狭窄部の中枢側までしか挿入できず，胆管生検の病理組織では悪性所見は認めなかった。しかし，pCLE は狭窄部に挿入できたため（図 3c），同部を pCLE で観察したところ（図 3d），dark clumpsを認め悪性と考えた。肝内胆管癌と術前診断し肝左葉，左尾状葉切除術を施行した。最終診断は胆管浸潤型の肝内胆管癌であった。

VI. pCLEの今後

このように共焦点レーザー内視鏡は胆管狭窄の良悪性の診断に有用な検査法と考える。とくに，組織採取が困難な症例では，生検の代用となり得ると思われる。またpCLEの安全性に関しては，有害事象をまとめた論文が現在のところは発表されておらず不明であるが，考えられる有害事象は，蛍光造影剤を使用する必要があるためそれに関するものが考えられる。しかし眼科領域の報告では蛍光造影剤の副作用は1%未満で，しかも軽い吐き気や嘔吐がほとんどで重篤なものはない[7]。もう一つpCLEの手技そのものに関する有害事象も考えられるが，われわれの施設では現在のところpCLEによる有害事象は経験しておらず安全性は高いと思われる。今後のまとまった検討が待たれる。一方改善すべき点もある。胆膵領域で使用するプローブ（CholangioFlex™）は，画像の解像度が3.5 μmと，消化管領域で使用するプローブ（GastroFlex™UHD）の1 μmに比べて画像の解像度が低い。また，焦点距離が40～70 μmのため正常胆管上皮を観察することは不可能である。加えて，蛍光造影剤の適応外使用の問題や，保険請求はできないためコストの問題もある。しかし，この共焦点レーザー内視鏡は胆管狭窄の正確な診断に大きく寄与するポテンシャルは十分あるといっても過言ではないため，今後の改良，発展が期待される。

参考文献

1) Wallace M, Lauwers GY, Chen Y, et al.: Miami classification for probe-based confocal laser endomicroscopy. Endoscopy **43**: 882-891, 2011.
2) Caillol F, Filoche B, Gaidhane M, et al.: Refined probe-based confocal laser endomicroscopy classification for biliary strictures: the Paris Classification. Dig Dis Sci **58**: 1784-1789, 2013.
3) Benias PC, Wells RG, Sackey-Aboagye B, et al.: Structure and Distribution of an Unrecognized Interstitium in Human Tissues. Sci Rep **8**: 4947, 2018.
4) Meining A, Shah RJ, Slivka A, et al.: Classification of probe-based confocal laser endomicroscopy findings in pancreaticobiliary strictures. Endoscopy **44**: 251-257, 2012.
5) Slivka A, Gan I, Jamidar P, et al.: Validation of the diagnostic accuracy of probe-based confocal laser endomicroscopy for the characterization of indeterminate biliary strictures: results of a prospective multicenter international study. Gastrointest Endosc **81**: 282-290, 2015.
6) Fugazza A, Gaiani F, Carra MC, et al.: Confocal laser endomicroscopy in gastrointestinal and pancreatobiliary diseases: a systematic review and meta-analysis. Biomed Res Int **2016**: 4638683, 2016.
7) Kwan AS, Barry C, McAllister IL, et al: Fluorescein angiography and adverse drug reactions revisited: the Lions Eye experience. Clin Experiment Ophthalmol **34**: 33-38, 2006.

* * *

特集 R0切除をめざした胆管癌の術前・術中・術後における診断・治療の工夫

光線力学的診断による胆道癌の術前診断への応用

野路 武寛[1]・楢崎 肇[1]・櫛引 敏寛[1]・平野 聡[2]

要約：近年，インドシアニングリーン（ICG）や5-アミノレブリン酸（5-ALA）を用いた光線力学的診断（photodynamic diagnosis：PDD）がさまざまな外科手術領域でも応用されるようになってきているが，本稿のテーマである"胆道癌切除前診断への応用"は報告されていない。われわれは胆道癌切除前診断にPDDを適用するために，ICGまたは5-ALAを用いた探索的研究を行った。研究1：ICGを用いて肝十二指腸間膜-RLN-PANを可視化するための至適投与濃度を探索した。肝十二指腸間膜-PANを可視化するための至適ICG投与濃度は5 mg/mLであること，また描出されるPAN部位は右腎静脈周囲の16b1 interまたは16a2 interであることを明らかにした。研究2：ヒト胆道癌細胞株を用い，作成した皮下腫瘍モデルおよび腹膜播種モデルにおいて，5-ALAの蛍光を確認でき，5-ALA PDDが胆道癌でも施行可能であることが示唆された。まとめ：胆道癌に対するPDDは，今後有用な診断法となる可能性がある。更なる臨床研究の施行が望まれる。

Key words：光線力学的診断，胆道癌，インドシアニングリーン，5-アミノレブリン酸

はじめに

光線力学的診断（photodynamic diagnosis：PDD）とは，特定波長の光を照射して発せられる蛍光を，専用機器で観察することによって，標的とする臓器・部位を認識する診断方法である。現在ヒトPDDに使用可能な薬品には，インドシアニングリーン（ICG）・5-アミノレブリン酸（5-ALA）・メチレンブルーがあるが，消化器領域では，ICGおよび5-ALAによるPDDが試みられている。

ICGによるPDD（ICG-PDD）は，近赤外光（ピーク波長805 nm）により励起されたICGが，より長波長の近赤外光（ピーク波長835 nm）を発する性質を利用したものである。本邦では脳血管造影や一部の癌に対するセンチネルリンパ節転移診断などに対するICG-PDDが保険収載されているが，消化器領域においての適応は承認されていない。

5-ALAは，動物細胞ではグリシンおよびスクシニルCoAからアミノレブリン酸合成酵素の作用で合成されるアミノ酸である。ミトコンドリア内で，最終的にプロトポルフィリンIX（PpIX）から，ヘムへ変換される（図1）。PpIXは青色光線（400～410 nm）を照射すると，赤色蛍光（635 nm付近）を発する蛍光作用を有する。悪性腫瘍細胞では，正常細胞に比べてPpIXを生成する各種の酵素活性が高く，PpIXの生成が促進されている一方で，PpIXからヘムへの生成を触媒するフェロケラターゼ（FECH）の酵素活性が低いために，これらの性質からPpIXが細胞内に過剰に蓄積するとされている。5-ALAの代謝産物であるPpIXの蛍光作用と悪性腫瘍における代謝異常を利用したPDD（5-ALA PDD）は，本邦では脳腫瘍・膀胱腫瘍に対しての臨床使用が認められている。

このようにICGや5-ALAを用いたPDDがさまざまな外科手術領域でも応用されるようになってきており，胆道領域でも，ICGを用いた腫瘍描出法・胆汁漏

Application of Photodynamic Diagnosis for Preoperative Diagnosis of Biliary Tract Cancer
Takehiro Noji et al
1) 北海道大学医学研究院消化器外科教室II（〒006-8638 札幌市北区北15条西7丁目）

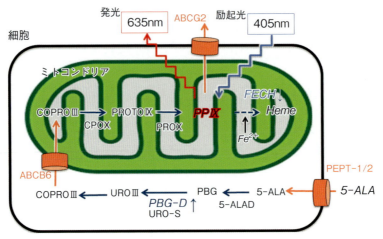

図1 5-ALAの代謝図

検出法・胆管造影法が報告されているが，本稿のテーマである"切除前診断への応用"は報告されていない。

われわれは胆道癌切除前診断にPDDを適用するために，ICGまたは5-ALAを用いた探索的研究を行った。本稿ではこの研究結果の一端を紹介する。

I．研究1：ICGを用いた肝十二指腸間膜内・大動脈周囲リンパ節の描出能の検討：胆道癌におけるセンチネルリンパ節転移診断実用化にむけて

1．背景

リンパ節転移を有する胆道癌症例では，高侵襲外科的切除を行っても長期生存率は低いため，手術適応の判断は慎重であるべきであるとされている[1]。しかしながら，現在までのところ術前画像を用いてリンパ節転移診断を行い，リンパ節切除範囲を拡大・縮小することは困難であるため，領域リンパ節郭清を伴った手術が根治切除の標準的治療として行われている[2〜4]。

乳癌に代表される一部の癌腫では，最低限の侵襲で確実にリンパ節転移診断する方法であるセンチネルリンパ節生検が行われているが，胆道癌の領域所属リンパ節（reginal lymph node：RLN）である肝十二指腸間膜内・膵周囲リンパ節，遠隔リンパ節である大動脈周囲リンパ節（para aortic lymph node：PAN）を対象としたリンパ流描出法・センチネルリンパ節生検法は確立されていない[5]。

ICGは薬液濃度に比例して蛍光強度が増加するが，$10\,\mu M$以上の濃度になると蛍光が弱くなる性質を有する[6]。ICGはリンパ液に希釈されるため，もっとも効果的に描出するための至適ICG投与量・濃度は標的臓器により異なる。乳癌センチネルリンパ節生検におけ

表1

病名	濃度 （mg/mL）	投与量 （mL）	蛍光部位	PANの蛍光
GBC	1.0	0.5	—	−
DC	1.0	0.5	—	−
PHCC	1.0	0.5	#16b$_1$inter	＋
DC	1.0	0.5	#16b$_1$inter	−
DC	1.0	0.5	#16b$_1$inter	−
GBC	2.5	0.5	—	−
PHCC	2.5	0.5	#16b$_1$inter	＋
PC	2.5	0.5	#16a2inter・ 16b$_1$inter	＋
GBC	2.5	0.5	#16b$_1$inter	＋
PC	2.5	0.5	#16b$_1$inter	＋
M.PC	5.0	0.5	#16a2inter・ 16b$_1$inter	＋
PHCC	5.0	0.5	#16b$_1$inter	＋
PC	5.0	0.5	#16b$_1$inter	＋
PC	5.0	0.5	#16b$_1$inter	＋
GBC	5.0	0.5	#16b$_1$inter	＋

GBC：胆嚢癌，DC：遠位胆管癌，PHCC：肝門部領域胆管癌，PC：膵臓癌，M.PC：転移性膵臓腫瘍

るICG至適投与濃度は，0.3〜0.6 mg/mLであるとされているが，直腸・胃では2.5〜5 mg/mLのICGが用いられている[7,8]。悪性腫瘍を対象とした，ICGを用いたセンチネルリンパ節生検法を確立するためには，肝十二指腸間膜-RLN-PANを可視化するための至適投与濃度を探索する必要がある。本研究では，ICGを用いて肝十二指腸間膜-RLN-PANを可視化するための至適投与濃度を探索した。

2．対象と方法

RLNおよびPANを治療目的に郭清または切除生検する患者を対象に研究を行った。大腸癌・胃癌における先行研究結果から，ICG：1.0 mg/mL，2.5 mg/mL，5.0 mg/mLを評価した。投与量はわれわれの先行研究

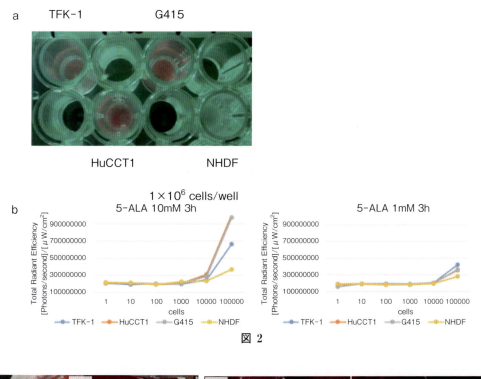

図 2

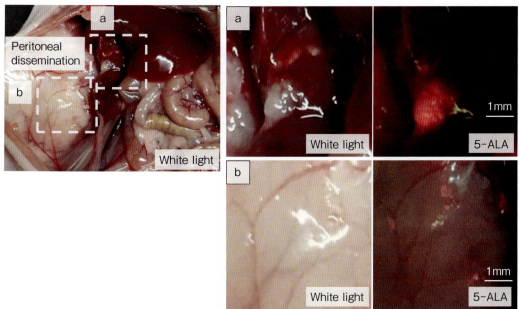

図 3 播種モデル観察
⇒1 mm に満たない微小な播種を検出可能であった

（未公表データー）から 0.5 mL とした．

開腹後非切除因子および高度な癒着のないことを確認した後，ICG 0.5 mL をカロー三角に局所注射した．30 分待機したのち，Kocher 授動を行い，PAN を近赤外線イメージング装置で観察した．

3．結果

5.0 mg/mL の ICG を用いた場合に，PAN の描出能が 100% となり，肝十二指腸間膜-PAN を可視化するための至適 ICG 投与濃度は 5 mg/mL であることが明らかになった．また描出される PAN 部位は右腎静脈周囲の 16b1 inter または 16a2 inter であった（表1）．

4．胆道癌に対する ICG-PDD の今後の展望

本研究結果を基に，さらなる臨床研究を行ったが，結果については他稿で公表する予定である．ICG-PDD を用いて，胆道癌センチネルリンパ節生検法を確立することができれば，根治切除に先立ちリンパ節転移診断を行うことが可能となり，手術適応・リンパ節郭清範囲の設定などに貢献するものと考える．

II. 研究2：胆道癌に対する5-アミノレブリン酸を用いたPDD実用化にむけた探索的研究

1. 背景

5-ALAを用いた光線力学的診断(5-ALA PDD)は，脳腫瘍・膀胱腫瘍に対しての適応が保険収載されているが，現在，肝腫瘍・卵巣・胃・大腸などに対して，5-ALA PDDの有用性を検討する臨床研究が施行され，病巣進展範囲診断・リンパ節転移診断・腹膜転移診断などに有用であることが報告されている[9～13]。これまで胆道癌に5-ALA PDDを行った報告はないため，有用性は不明である。われわれは胆道癌に対する5-ALA PDDが施行可能であるかどうかを検証するための *in vitro/vivo* 実験を行った[14]。

2. 方法と結果

8種の胆道癌細胞株(KKU055, KKU100, HuH28, SSP25, RBE, TFK-1, HuCCT-1, G415)を用いて，5-ALA濃度と細胞数を変化させ，胆道癌細胞が他癌腫と同様にPpIXの発する蛍光強度を測定した。各細胞株に5-ALAを混注し3時間培養したのち，460 nmの励起光を照射し，IVIS imaging system®を用いて640 nmの蛍光波長強度を測定した。

10 mM 5-ALAを投与した場合に，各種胆道癌細胞は繊維芽細胞に比較して強い蛍光を発し，胆道癌細胞株においても他癌腫同様の性質を有することが明らかになった(図2)。

次に胆管細胞癌細胞株(TFK-1)をヌードマウスに接種し，皮下腫瘍モデルおよび腹膜播種モデルを作成した。250 mg/kgの5-ALAを経口摂取させたのち，腫瘍に対し460 nmの励起光を照射し，IVIS imaging system®を用いて640 nmの蛍光波長強度を測定した。皮下腫瘍モデルおよび腹膜播種モデルにおいて，5-ALAの蛍光を確認でき，5-ALA PDDが胆道癌でも施行可能であることが示唆された(図3)。

3. 胆道癌に対する5-ALA PDDの今後の展望

5-ALA PDDは膀胱癌・肺癌では肉眼では鑑別困難な上皮内癌の識別に用いることから，胆道癌においても肉眼では鑑別困難な上皮内進展診断が可能になると考える。前述のICG-PDDを組み合わせ，術前審査腹腔鏡でのリンパ節転移診断・遠隔転移診断などに応用できると考えられる。

まとめ

胆道癌に対するPDDは，今後有用な診断法となる可能性がある。さらなる臨床研究の施行が望まれる。

参考文献

1) Kondo S, Nimura Y, Hayakawa N, et al.: Extensive surgery for carcinoma of the gallbladder. Br J Surg 89: 179-184, 2002.
2) Noji T, Kondo S, Hirano S, et al.: CT evaluation of paraaortic lymph node metastasis in patients with biliary cancer. J Gastroenterol 40: 739-743, 2005.
3) Noji T, Kondo S, Hirano S, et al.: Computed tomography evaluation of regional lymph node metastases in patients with biliary cancer. Br J Surg 95: 92-96, 2008.
4) Nagino M: Perihilar cholangiocarcinoma: a surgeon's viewpoint on current topics. J Gastroenterol 47: 1165-1176, 2012.
5) 日本乳癌学会：科学的根拠に基づく乳癌診療ガイドライン1 治療編. 232-233, 2015.
6) Wada H, Hyun H, Vargas C, et al.: Pancreas-targeted NIR fluorophores for dual-channel image-guided abdominal surgery. Theranostics 5: 1-11, 2015.
7) Nagata K, Endo S, Hidaka E, et al.: Laparoscopic sentinel node mapping for colorectal cancer using infrared ray laparoscopy. Anticancer Res 26: 2307-2311, 2006.
8) Ohdaira H, Yoshida M, Okada S, et al.: New method of indocyanine green fluorescence sentinel node mapping for early gastric cancer. Ann Med Surg (Lond) 20: 61-65, 2017.
9) Stummer W, Stocker S, Wagner S, et al.: Intraoperative detection of malignant gliomas by 5-aminolevulinic acid-induced porphyrin fluorescence. Neurosurgery 42: 518-526, 1998.
10) Kishi K, Fujiwara Y, Yano M, et al.: Staging laparoscopy using ALA-mediated photodynamic diagnosis improves the detection of peritoneal metastases in advanced gastric cancer. J Surg Oncol 106: 294-298, 2012.
11) Hillemanns P, Wimberger P, Reif J, et al.: Photodynamic diagnosis with 5-aminolevulinic acid for intraoperative detection of peritoneal metastases of ovarian cancer: A feasibility and dose finding study. Lasers Surg Med 49: 169-176, 2017.
12) Inoue Y, Tanaka R, Komeda K, et al.: Fluorescence detection of malignant liver tumors using 5-aminolevulinic acid-mediated photodynamic diagnosis: principles, technique, and clinical experience. World J Surg 38: 1786-1794, 2014.

13) Denzinger S, Burger M, Walter B, et al. : Clinically relevant reduction in risk of recurrence of superficial bladder cancer using 5-aminolevulinic acid-induced fluorescence diagnosis : 8-year results of prospective randomized study. Urology **69** : 675-679, 2007.

14) Kushibiki T, Noji T, Ebihara Y, et al. : 5-Aminolevulinic-acid-mediated Photodynamic Diagnosis Enhances the Detection of Peritoneal Metastases in Biliary Tract Cancer in Mice. In Vivo **31** : 905-908, 2017.

*　　　*　　　*

人も地球も健康に
Yakult

医療用医薬品 薬価基準収載

抗悪性腫瘍剤（イリノテカン塩酸塩水和物） 劇薬・処方箋医薬品※	**カンプト®点滴静注** 40mg／100mg
抗悪性腫瘍剤（オキサリプラチン） 毒薬・処方箋医薬品※	**エルプラット®点滴静注液** 50mg／100mg／200mg
遺伝子組換えヒトG-CSF誘導体製剤 （ナルトグラスチム（遺伝子組換え）） 処方箋医薬品※	**ノイアップ®注** 25／100／50／250
代謝拮抗性抗悪性腫瘍剤（ゲムシタビン塩酸塩） 劇薬・処方箋医薬品※	**ゲムシタビン点滴静注用** 200mg／1g「ヤクルト」
タキソイド系抗悪性腫瘍剤（ドセタキセル） 毒薬・処方箋医薬品※	**ドセタキセル点滴静注** 20mg／1mL／80mg／4mL「ヤクルト」
抗悪性腫瘍剤（シスプラチン） 毒薬・処方箋医薬品※	**シスプラチン点滴静注** 10mg／25mg／50mg「マルコ」
抗悪性腫瘍剤／チロシンキナーゼインヒビター （イマチニブメシル酸塩） 劇薬・処方箋医薬品※	**イマチニブ錠** 100mg／200mg「ヤクルト」
アロマターゼ阻害剤、 閉経後乳癌治療剤（レトロゾール） 劇薬・処方箋医薬品※	**レトロゾール錠** 2.5mg「ヤクルト」
骨吸収抑制剤（ゾレドロン酸水和物） 劇薬・処方箋医薬品※	**ゾレドロン酸点滴静注** 4mg／100mLバッグ／4mg／5mL「ヤクルト」
活性型葉酸製剤（レボホリナートカルシウム） 処方箋医薬品※	**レボホリナート点滴静注用** 25mg／100mg「ヤクルト」
前立腺癌治療剤（フルタミド） 劇薬・処方箋医薬品※	**フルタミド錠** 125「KN」
副腎癌化学療法剤、副腎皮質ホルモン合成阻害剤 （ミトタン） 劇薬・処方箋医薬品※	**オペプリム®**
乳糖分解酵素製剤 （β-ガラクトシダーゼ（アスペルギルス））	**オリザチーム®顆粒**
乳酸菌製剤（カゼイ菌）	**ビオラクチス®散**
高カロリー輸液用微量元素製剤 処方箋医薬品※	**ボルビックス®注**
高カロリー輸液用微量元素製剤 処方箋医薬品※	**ボルビサール®注**

医療機器

血管内塞栓促進用補綴材	**スフェレックス®**

一般用医薬品

便秘薬 第3類医薬品	**アロエ便秘薬**

指定医薬部外品

ビフィズス菌・乳酸菌製剤	**ヤクルトBL整腸薬**
ビフィズス菌・乳酸菌製剤	**ヤクルトBL整腸薬S錠**

※注意―医師等の処方箋により使用すること
●「効能・効果」、「用法・用量」、「警告・禁忌を含む使用上の注意」等については添付文書をご参照ください。

〈資料請求先〉**株式会社ヤクルト本社**

〒104-0061 東京都中央区銀座7-16-21 銀座木挽ビル ☎0120-589601（医薬学術部くすり相談室）

2017年7月作成

特集　R0切除をめざした胆管癌の術前・術中・術後における診断・治療の工夫

蛍光イメージングを用いた術中診断の試み

石沢　武彰[1]・高橋　祐[1]・齋浦　明夫[1]

要約：胆管癌の切除では，indocyanine green（ICG）を造影剤として用いた蛍光イメージング法を①術中胆道造影，②胆管浸潤を受けた肝区域の推定，③肝動脈，門脈，および肝内の血流評価，のために応用することができるが，本法は胆管癌特異的なイメージングとはいいがたい。今後，胆管癌を標的とした新規蛍光プローブが開発されれば，術前・術中に胆管癌の進展範囲を正確に視認できるようになる可能性がある。

Key words：ICG蛍光法，インドシアニングリーン，蛍光胆道造影

はじめに

　手術中に胆管の解剖や癌の進展範囲を評価する手段としては，超音波検査とX線造影剤を用いた胆道造影法がgold standardである。近年，indocyanine green（ICG）を用いた胆道造影法（蛍光胆道造影法）が開発され[1,2]，主に腹腔鏡下胆摘の術中に肝外胆管の解剖を簡便に確認する方法として臨床応用されつつある[3,4]。ICGを用いた蛍光イメージングは，肝切除の術中に肝癌を描出したり，肝内の血流動態を確認したりするためにも利用されている。さらに最近は，癌特異的な新規蛍光プローブも国内外で盛んに開発されている。本稿では，胆管癌の手術にこれらの術中蛍光イメージングを応用できる可能性と限界について概説する。

I．蛍光胆道造影法

　蛋白と結合したICGに760 nm前後の励起光を照射すると，830 nm周辺にピークをもつ蛍光を発する[5]。この波長帯はヘモグロビンや水による吸光の影響を受けにくいため，適切なフィルターを装着したカメラでICGの蛍光を捉えることにより，5～10 mm厚の結合組織の奥にある対象物を透見することができる。これが，ICG蛍光イメージングの原理である。
　蛍光胆道造影法には，希釈したICG溶液を胆管内に直接注入する方法と，静注後に胆汁排泄されたICGを利用する方法の二つがある。
　①胆管内注入法：肝機能検査容量の100分の1程度（0.025 mg/mL）に希釈したICGを胆道造影用カテーテルから胆管内に注入し，赤外観察装置で撮影する[2]。Cアームを用いた従来の術中胆道造影法も同時に行う場合は，X線造影剤に微量のICGを混ぜることで，X線撮影と同時に蛍光胆道造影を行うことも可能である[6]。
　②静注法：ICG 1 mL（2.5 mg）を静注し，胆汁排泄されたICGの蛍光を捉えて胆道造影を行う。静注後に全身に分布したICGは次第に肝細胞に取り込まれ，静注後1～2分から6時間以上かけて胆汁中に排泄される。したがって，背景にある組織（とくに肝）から発せられる蛍光を抑えて十分なコントラストの胆管像を得るためには，観察の数時間前にICGの投与を終えておくことが理想的である[2-4]。胆汁排泄障害を伴うことの多い胆管癌の手術で蛍光胆道造影を行う際は，手術数日前に肝機能検査のためにICG（0.5 mg/kg）が静注されていれば，手術当日にICGを追加投与せずとも，胆汁排泄されたICGを用いて蛍光胆道造影が可能であることが多い。
　胆管癌の手術に蛍光胆道造影法を応用する場合に期待される効果は，癌の進展範囲と胆管の解剖を正確に評価して，胆管切離線を決定することであろう。しか

Fluorescence Imaging During Surgical Treatments for Bile Duct Cancer
Takeaki Ishizawa et al
1) がん研有明病院消化器外科（〒135-0063 江東区有明3-8-31）

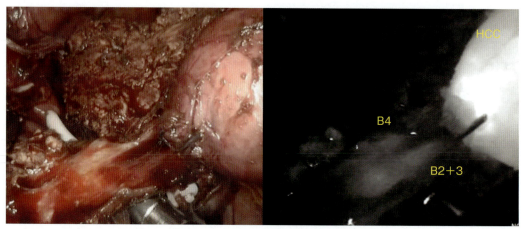

図1 ICG静注による蛍光胆道造影法
　腹腔鏡下左肝切除の最終段階で左肝管を切離する場面。手術2日前に，ICG（0.5 mg/kg）が肝機能検査目的で投与されている。蛍光像（右）では，左肝管を含む結合織の内部に，肝S4をドレナージする肝管（B4）と外側区域の肝管（S2+3）との合流部が明瞭に描出されている。肝細胞癌（HCC）も強い蛍光を呈している。

し前者については，本法は癌組織そのものを蛍光標識しているわけではなく，従来のX線胆道造影と同じく胆管内を満たした胆汁を描出しているに過ぎないので，胆管上皮を進展する癌の範囲を評価することはできない。後者については，「どこで肝管を切離すると何穴になる」という予測に有用である可能性はあり（図1），実際に生体肝移植グラフト採取などの肝切除に応用している施設もある[7]。しかし，ICGの組織透過性には限界があるため，癌周囲の肝実質を剥離することが不適である胆管癌の手術でどこまで本法が有用であるかについては今後の検討が必要である。

II．肝癌同定法

ICG静注後に数日経過すると，肝内で胆汁うっ滞をきたした箇所，例えば分化度の高い肝細胞癌の癌組織や肝内胆管癌，転移性肝癌の周囲にICGが滞留する[8]。これを蛍光イメージングで描出することにより，手術中に肝癌の位置を描出することができる[9]。本邦では通常，肝機能検査のためにICG（0.5 mg/kg）が静注されることが多いので，これを肝癌描出用のプローブとしても利用している。

肝内胆管癌を含む肝癌あるいは肝門部胆管癌の存在により，末梢の肝区域に胆汁うっ滞をきたしている場合には，上記の方法により肝表面に領域性の蛍光領域が描出される（図2）[10]。この領域は，「胆管の中枢側で腫瘍のグリソン浸潤を受けている最低限の範囲」と一致しており，肝切離線を設定する際の目安となることが多い。ただし，この蛍光領域には「胆汁うっ滞を惹起しないmicroscopicな癌進展の範囲」は反映されない点に注意を要する。ICG蛍光イメージングによる肝癌同定法の感度は高いので，胆管癌の手術でも温存予定肝にある微小な肝内転移の検出に有用である可能性があるが，まだその報告は乏しい。

III．肝内血流動態の描出

肝浸潤を疑う胆囊癌の切除で肝部分切除を考慮する際，胆囊静脈が肝を還流する範囲を含めて切除することが腫瘍学的に合理的だとする考え方がある。実際，胆囊動脈の断端にカニュレーションして胆囊側にICGを注入すると，胆囊静脈を経て肝実質に流入する血流を明瞭に描出することができる（図3）[11]。この静脈還流域の肝実質は持続的に蛍光を呈するが，これは胆囊静脈からの血流が門脈を経て肝細胞に取り込まれたことを示唆しており，胆囊癌肝転移の機序を考察するうえでも興味深い。ただし，解剖学的に肝S4下とS5を切除すれば，通常は上記の胆囊静脈還流域を取り逃がす可能性は少ないと思われる。

また，胆管癌の進展範囲を描出する技術ではないが，ICG（2.5 mg）を静注し蛍光イメージングを実施することで，肝動脈や門脈の血流を描出することができる。とくに肝門部胆管癌の切除では肝動脈や門脈の合併切除・再建を要することも多く，吻合部の血流をリアルタイムに評価する方法として活用が期待される（図4）。

IV．癌特異的蛍光プローブの開発

ICGを用いた肝癌同定法は胆汁うっ滞を利用した方

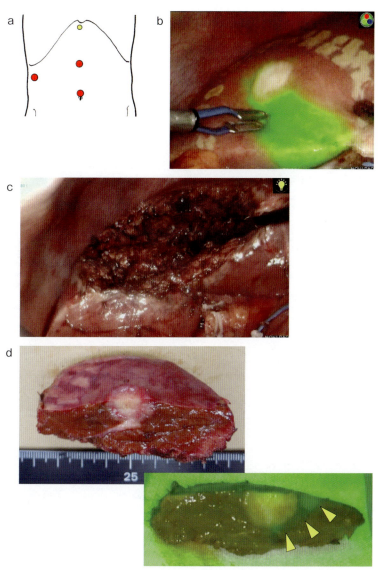

図2 肝腫瘍グリソン鞘浸潤による領域性の蛍光領域
　大腸癌肝転移に対し4ヵ所のtrocarを設置して腹腔鏡下肝切除を実施した（a）。肝切除前に蛍光イメージングを行うと，腫瘍の末梢側に領域性に広がる蛍光領域を認めた（b）。胆管浸潤の可能性を考慮し，該当するグリソン鞘の切離マージンを十分に取るように離断面を設定して楔状切除を行った（c）。切除標本割面の蛍光イメージングでも，腫瘍がグリソン鞘に接する部位の末梢に楔状の蛍光領域を認め（d），病理学的にも胆管浸潤が確認された。グリソン鞘断端は癌陰性であった。

法であり，高感度であるが特異度は高くない。近年，癌組織との特異的な反応を利用して，腺癌組織を手術中に描出するための蛍光プローブが盛んに開発されている。例えばわれわれは，腺癌組織に高発現するγ-glutamyltranspeptidaseとの酵素反応を利用して，肝内胆管癌を描出する方法を報告した[12]。国外では，癌組織のCEAを標的とした蛍光プローブ[13]の臨床試験も進行しており，胆管癌の進展度診断への応用が期待される。

おわりに

　胆管癌の切除に際して，ICG蛍光イメージングを活用できる場面は少なくないが，ICGを用いて癌組織そのものを標識することはできない。胆管癌外科治療の精度をさらに向上させるためには，術前または術中に胆管癌の進展範囲を可視化する新規蛍光プローブの開発が待たれる。

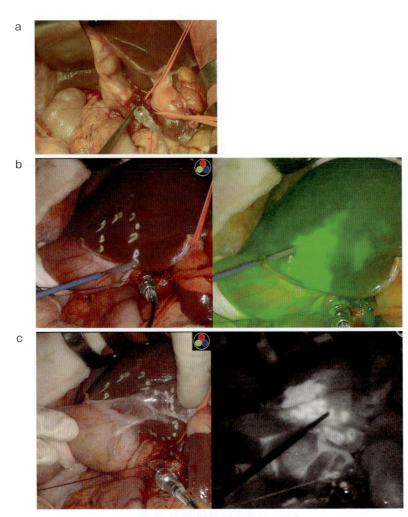

図 3 胆嚢静脈の肝還流域の同定
胆嚢癌に対する拡大胆嚢摘出術に際して，胆嚢動脈にカニュレーションし，ICG 0.125 mg を静注した（a）。肝横隔膜面（b）および臓側面（c）に蛍光領域が持続的に描出され，これらを含むように肝 S4 下＋S5 切除の切離線を設定した。

参考文献

1) Mitsuhashi N, Kimura F, Shimizu H, et al.：Usefulness of intraoperative fluorescence imaging to evaluate local anatomy in hepatobiliary surgery. J Hepatobiliary Pancreat Surg **15**：508-514, 2008.

2) Ishizawa T, Tamura S, Masuda K, et al.：Intraoperative fluorescent cholangiography using indocyanine green：a biliary road map for safe surgery. J Am Coll Surg **208**：e1-e4, 2009.

3) Ishizawa T, Bandai Y, Kokudo N：Fluorescent cholangiography using indocyanine green for laparoscopic cholecystectomy：an initial experience. Arch Surg **144**：381-382, 2009.

4) Ishizawa T, Bandai Y, Ijichi M, et al.：Fluorescent cholangiography illuminating the biliary tree during laparoscopic cholecystectomy. Br J Surg **97**：1369-1377, 2010.

5) Landsman ML, Kwant G, Mook GA, et al.：Light-absorbing properties, stability, and spectral stabilization of indocyanine green. J Appl Physiol **40**：575-583, 1976.

6) Kawaguchi Y, Ishizawa T, Masuda K, et al.：Hepatobiliary surgery guided by a novel fluorescent imaging technique for visualizing hepatic arteries, bile ducts, and liver cancers on color images. J Am Coll Surg **212**：e33-e39, 2011.

7) Mizuno S, Isaji S：Indocyanine green（ICG）fluorescence imaging-guided cholangiography for donor hepatectomy in living donor liver transplantation. Am J Transplant **10**：2725-2726, 2010.

8) Ishizawa T, Masuda K, Urano Y, et al.：Mechanistic Background and Clinical Applications of Indocyanine Green Fluorescence Imaging of Hepatocellular Carcinoma. Ann Surg Oncol **21**：440-448, 2014.

9) Ishizawa T, Fukushima N, Shibahara J, et al.：Real-

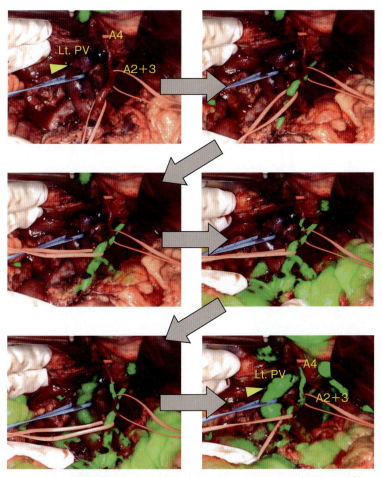

図4 肝門部胆管癌に対する拡大右肝切除におけるICGを用いた血管造影法

拡大右肝切除に際して,右肝動脈と門脈右枝を切離した後,ICG 2.5 mgを静注して肝血流を確認した。静注後間もなく肝外側区域の肝動脈(A2+3)が描出され,次いで肝S4の動脈(A4)が造影された。門脈血流も,門脈右枝を切離・縫合閉鎖した部位(矢頭)を滞留なく通過することが確認された。なお,A4の血流がA2+3より遅かったのは,過度なテーピングによる血管攣縮の可能性があり,その後血流は回復したが,慎重に動脈を牽引する必要性を再確認させられた1例であった。

time identification of liver cancers by using indocyanine green fluorescent imaging. Cancer **115**: 2491-2504, 2009.
10) Harada N, Ishizawa T, Muraoka A, et al.: Fluorescence navigation hepatectomy by visualization of localized cholestasis from bile duct tumor infiltration. J Am Coll Surg **210**: e2-e6, 2010.
11) Kai K, Satoh S, Watanabe T, et al.: Evaluation of cholecystic venous flow using indocyanine green fluorescence angiography. J Hepatobiliary Pancreat Sci **17**: 147-151, 2010.
12) Miyata Y, Ishizawa T, Kamiya M, et al.: Intraoperative imaging of hepatic cancers using γ-glutamyltranspeptidase-specific fluorophore enabling real-time identification and estimation of recurrence. Sci Rep **7**: 3542, 2017.
13) Gutowski M, Framery B, Boonstra MC, et al.: SGM-101: An innovative near-infrared dye-antibody conjugate that targets CEA for fluorescence-guided surgery. Surg Oncol **26**: 153-162, 2017.

* * *

監修：日本消化器内視鏡学会

上部・下部消化管内視鏡スクリーニング検査を行う
すべての医療従事者のマニュアル本として…

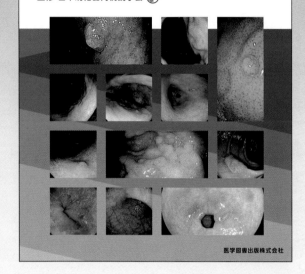

上部消化管内視鏡スクリーニング検査マニュアル

A4版　フルカラー
定価：（本体 4,800 円 + 税）
ISBN：978-4-86517-216-4

下部消化管内視鏡スクリーニング検査マニュアル

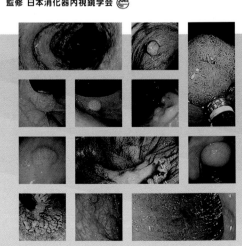

A4版　フルカラー
定価：（本体 4,800 円 + 税）
ISBN：978-4-86517-268-3

詳しくは ▶ URL：http://www.igakutosho.co.jp　または、医学図書出版 で 検索

医学図書出版株式会社

〒113-0033　東京都文京区本郷 2-27-18（本郷 BN ビル 2 階）
TEL：03-3811-8210　FAX：03-3811-8236
URL：http://www.igakutosho.co.jp
E-mail：info@igakutosho.co.jp

特集　R0切除をめざした胆管癌の術前・術中・術後における診断・治療の工夫

超音波造影剤を用いた術中胆道造影（IOC-CEUS）の有用性

宇山　直樹[1]・波多野悦朗[1]・藤元　治朗[1]

要約：肝門部領域胆管癌の治癒切除には，切離胆管断端の腫瘍陰性が必要である。術前検査により胆管走行および腫瘍の進展範囲を想定して手術に臨むが，術前シミュレーションが不十分であるケースや術中のオリエンテーションに迷うケースも存在する。最近，超音波ガイド下術中胆管造影（IOC-CEUS）が肝胆手術で応用され，術中の胆管走行確認に有用であるとの報告がある。われわれも，肝門部領域癌症例の胆管切離時に，胆管枝の走行および胆管切離予定線の確認のためにIOC-CEUSを行っている。IOC-CEUSの利点として，術中に簡便に行えること，造影剤による胆管の描出が良好であることがあげられる。さらには，B-modeエコーとの併用で，胆管の詳細な解剖学的把握が容易に行える利点もあり，術中の胆管走行ナビゲーションとして有用なツールと考えられる。本稿では，IOC-CEUSの手技について報告する。

Key words：胆道癌，造影超音波検査，ソナゾイド，術中胆道造影

はじめに

肝門部領域胆管癌は，現時点において，手術のみが根治を期待できる治療法である。術式選択には術前の正確な病巣進展評価が必要で，MDCT，直接胆管造影，経口胆道鏡，超音波内視鏡，胆管内超音波検査により腫瘍の局在，腫瘍の水平・垂直方向進展が評価される。これらの評価を基に術式は決定されるが，画像上，腫瘍進展や胆管走行の詳しい解析が行えない症例も存在する。また，術中に腫瘍進展や胆管走行のオリエンテーションに迷う症例も存在するが，それらを術中に確認する有効な検査の報告は少ない。

最近になって，肝胆外科領域において超音波造影剤ペルフルブタンを用いた術中胆道造影（IOC-CEUS）の有用性に関する報告が散見される。本来，ペルフルブタンは，静脈内投与で超音波検査下に肝腫瘍の造影効果を観察するために使用される。胆管投与は保険適応外使用になるが，Fukumotoら[1]の検討では，ペルフルブタンを用いたIOC-CEUSによっておこる術中・術後合併症は認められていない。また，使用目的として①肝門部領域胆管癌症例の切除後の残肝における残存胆管領域の同定[1]，②肝移植の際のドナー肝における胆管切離線および残肝における胆管損傷の確認[2]，③肝細胞癌，肝門部領域胆管癌症例における術中胆管走行の確認[3]などが報告されている。われわれも，施設に保険適応外使用の許可を得て，肝門部領域癌手術の際に，胆管切離線の胆管確認および胆管切離予定線近傍の胆管走行の確認を目的に，ペルフルブタンを用いたIOC-CEUSを行っている。本検査は，非常に簡便で，胆管描出能に優れているため，術中胆管ナビゲーションとして有用であると考えられる。本稿ではその手技について典型例を用いて述べる。

I. 症　例

66歳男性。近医で閉塞性黄疸と診断され，ENBD tubeで減黄された。肝門部生検でadenocarcinomaと診断され，加療目的で当院転院となった。当院で行ったMDCT（図1）では両葉の肝内胆管の拡張と肝門部に腫瘍を認めた（図1b～d）。右肝動脈は総肝管の背側

The Usefulness of Intraoperative Cholangiography Using Contrast-enhanced Ultrasonography (IOC-CEUS)

Naoki Uyama et al

1) 兵庫医科大学肝胆膵外科（〒663-8501 西宮市武庫川町1-1）

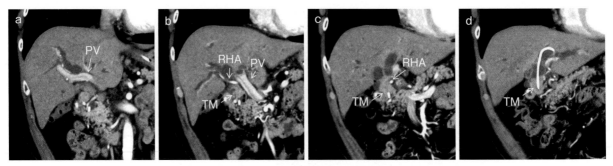

図1 肝門部胆管癌CT前額断
a〜d：背側から順番に並べている。腫瘍は肝門部に存在し（b〜d），先進部は左右肝管合流部近部に存在する。背側で右肝動脈に接している（b, c）が，門脈への明らかな浸潤は認めない（a, b）。右肝動脈への浸潤も考慮し，肝右葉切除＋肝外胆管切除術を行った。TM：Tumor，RHA：right hepatic artery，PV：portal vein

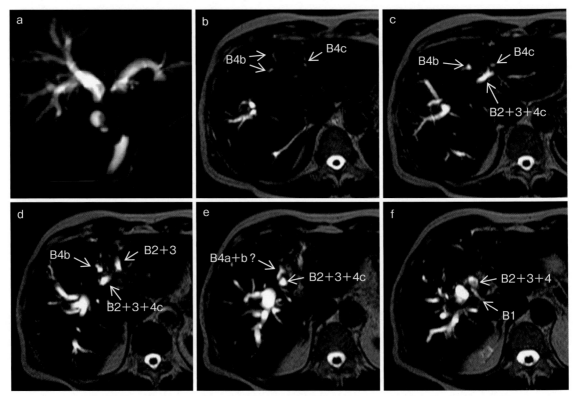

図2 MRI画像
a：MRCP像
　胆嚢管合流部やや尾側から左右肝管分岐部まで進展する腫瘍。
b〜f：MRI T2画像横断面
　頭側から順番に並べている。MRCPで明らかでなかったB4枝（B4a, B4b, B4c）が描出されているが，B4a枝の走行が不明瞭である。

を走行し，浸潤が疑われた（図1b, c）が門脈への浸潤は認めなかった（図1a, b）。MRCP（図2a）および直接造影（図3）の所見から，腫瘍の局在は胆嚢管合流部から左右肝管分岐部であり，肝門部領域胆管癌でBismuth 2型であった。腫瘍と左肝管，とくにB4との位置関係に関しては，MRCP像でははっきりと確認できなかったが，T2画像（図2b〜f）および直接造影（図3）の解析から，B4a枝がB4b枝と合流した後，肝門側でB2＋3枝に合流しているように思われた。また，その合流部への腫瘍浸潤はないと考えられた。以上の結果および肝機能測定の結果より術式は肝右葉切除（尾状葉を含む）および肝外胆管切除術を予定した。

1. 肝切離中の準備

肝十二指腸間膜内リンパ節郭清を行う際に総胆管を膵上縁で切離した。その際，総胆管の前壁を切開した後，直下に見えるENBD tubeの乳頭部側をやや長めに切離した。次に，総胆管後壁を切開し，総胆管断端とともに切離したtubeを結紮し，tube先端に直接ド

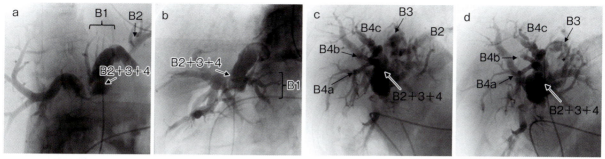

図 3 胆管直接造影

a〜d：直接造影像
　腫瘍は左右肝管合流部に存在し（a），B1 枝の描出は良好であることから，B1 枝への浸潤はない可能性が高いと判断した（a, b）。B4 枝に関しては，B4a と B4b の枝が合流し，左本幹に合流すると思われた（c, d）。また，B4c はさらに外側で本幹に合流していると思われた（c, d）。

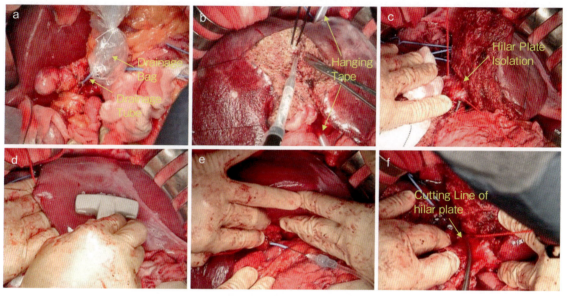

図 4 IOC-CEUS の準備

a〜f：経時的に並べている。胆管切離の際に ENBD チューブも切離し，ドレナージバッグを先端に付ける（a）。流入および流出血管処理後，肝臓の受動を十分に行い，肝切離を行う。その際には，demarcation line からアランチウス管にむけて肝切離を行う（b）。肝門板以外の肝実質切離が終了した後，肝門板から門脈および肝動脈が剥離されていることを確認し，テーピングを行う（c）。残肝側から B-mode エコーを行い，門脈の走行を確認する（d）。1/1,000 倍に薄めたソナゾイド液をチューブ先端より注入し（e），胆管の描出を確認。切離ラインを決定し（f），肝門板を切離する。

レナージバッグを付けた（図 4a）。郭清をさらに進めて行き，右肝動脈の結紮切離および門脈右枝の切離縫合を行った後，肝臓を十分に脱転し，肝右葉切離を demarcation ラインからアランチウス管にむけて行った（図 4b）。肝切離が十分行われたところで，肝門板をテーピングし（図 4c），胆管切離に備えた。

2．超音波ガイド下術中胆管造影

　ペルフルブタンマイクロバブル 16 μL を注射用水 2 mL で溶かし，さらにその溶液を生理食塩水で 1,000 倍に薄めた液を超音波造影剤として用い，エコー画面は二画面モードで，左側に造影モード，右側に B-mode を設定した。エコーのプローブは肝臓残存側からあて，B-mode で門脈（P4a，P4b，P2＋3）の走行および臍部の確認を行った（図 4d）。これらの準備が終了した後，造影剤を胆管切離部から出ているドレナージ tube の先端より注入し（図 4e），胆管の描出を確認した。はじめに左葉の肝内肝管左枝および B4 枝が描出されていることを確認し，この範囲内で腫瘍の存在を確認した。本症例の場合，腫瘍が左右胆管合流部側に存在したため，IOC-CEUS で観察できる胆管内に腫瘍陰影は認めなかった。その後，エコープローブを頭側から尾側にむけてゆっくり下ろしていき，胆管枝の確認を行った。頭部側では B4b が切離面側（左側）に，B4c が臍部側（右側）に認められた（図 5a）。さらに

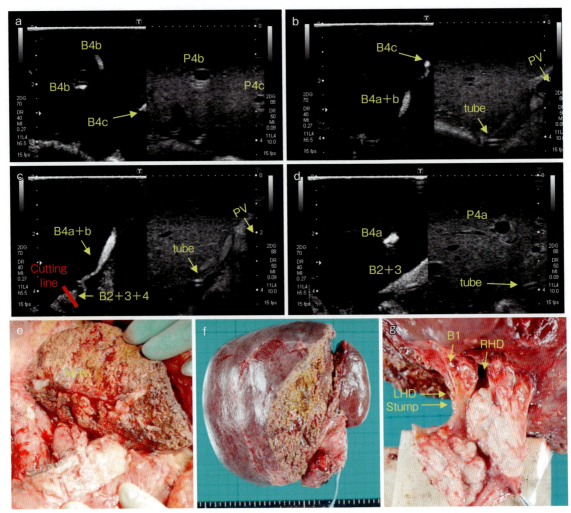

図 5 IOC-CEUS および切離標本

a～d：頭側から尾側にむけて行った IOC-CEUS
　　右側が B-mode，左側がソナゾイド mode。頭側では B4b と B4c の枝が認められる（a）。その尾側では，深部に B2+3+4 の枝が認められるようになり（c），さらに尾側に B4a を確認できる。B4a 枝をたどると，B4b 枝と合流し，B4a+b 枝となって本幹に合流しているのがわかった（b, c）。テープ（cutting line 予定部）をかけた位置で腫瘍陰影はなく，一穴で吻合できることを確認し（c），胆管切離を行った。

e～g：術後の残肝（e），摘出肝（f, g）。胆管断端は予定通り一穴で（g），腫瘍は病理学的には認めなかった。
MHV：middle hepatic vein, RHD：right hepatic duct, LHD：left hepatic duct

プローブを尾側にむけて下ろしていくと深部に B2+3 の枝が描出され，そこに臍部側（右側）で B4c が合流し（図5b），切離面側（左側）で B4a+b が合流していることが分かった（図5c）。さらに尾側に下ろすと，B4b に合流する B4a が認識された（図5d）。これらの胆管枝は B-mode での門脈枝の走行より確認した。切離予定部に通したテープを動かし，胆管断端が一穴で腫瘍陰性になることを確認し，同部位で肝門板を切離した（図4f）。なお，造影剤注入から胆管切離まで7分で行うことができた。摘出標本では予定どおり，胆管孔は一穴で，胆管断端に病理学的腫瘍浸潤は認めなかった（図5e～g）。

3．IOC-CEUS 時の注意点

IOC-CEUS 時には主に①腫瘍の位置②残存側肝内胆管の一次および二次分枝の走行の二点に注意して観察している。①に関しては，まず，観察できる胆管内に腫瘍陰影が存在するか否かを確認している。尾状葉を含めた肝右葉切離後の残肝からの観察のため，腫瘍進展部が B4 枝合流部より末梢（臍部側）に存在するときに腫瘍陰影は認識されるが，本症例のように左右肝管合流部近傍に存在する場合，腫瘍陰影は認めない。念のため，通常，切離予定部位にテープを留置し，IOC-CEUS 時にそのテープを牽引し，切離予定部に腫瘍陰影がないことを確認している。②に関しては，と

くに胆管切離部周囲の胆管走行を確認しておくと，胆管切離後の再建胆管孔のイメージが切離前にできるというメリットがあり，肝管空腸吻合を行うべき胆管を見落とすことがなくなる．例えば，右葉切除の際は，B4枝の合流パターンが重要である．B4枝では，本症例のようにB4aとB4bの枝が合流して，左肝管本幹に合流するものもあれば，合流せずに別々に合流するものもある．また，B4aやB4bの枝とは別に，臍部側に伸びる胆管枝をB4a枝やB4b枝よりも肝門側に認めることもある．このような場合胆道再建が複数孔になるので，胆管切離前にIOC-CEUSで胆管走行を確認しておくと，安心して再建が行える．

4．IOC-CEUSの有用性

この検査のメリットは，術中に簡便に行えることがあげられる．また，造影剤による胆管描出は良好で，腫瘍進展部および胆管枝合流パターンが一方向だけでなく多方面からはっきり確認できる．さらには，B-modeで描出される門脈や肝実質の情報から胆管の解剖学的位置関係が容易に理解できることも有用性の一つにあげられ，術中の胆管走行ナビゲーションとして利用できると考えられた．

5．新たな工夫

以前は胆管切離時のみに，IOC-CEUSを行ってきたが，最近はENBD留置症例において，開腹後早期にもIOC-CEUSで腫瘍進展および胆管走行の確認を行い，術式の妥当性を確認している．また，以前は造影の際，ENBD tubeを長めに切離し，先端にドレナージバッグを装着していたが，現在では術野の確保，胆汁感染の観点から，留置していたENBD tubeは使用せず，ガイドワイヤー下に別のtubeに入れ替え，延長チューブをつないで術野の外にバッグを留置している．

まとめ

IOC-CEUSは術中に容易に簡便に行え，腫瘍進展および胆管走行の確認に非常に有用である．

参考文献

1) Fukumoto T, Urade T, Kido M, et al.: A Novel Technique for the Intraoperative Identification of Biliary Drainage Areas in the Liver after Hepatobiliary Resection for Perihilar Cholangiocarcinoma. J Am Coll Surg **222**: e31-e38, 2016.
2) Urade T, Fukumoto T, Kido M, et al.: Contrast-enhanced intraoperative ultrasonic cholangiography in living donor hepatectomy. Liver Transpl **22**: 1437-1442, 2016.
3) Urade T, Fukumoto T, Tanaka M, et al.: Contrast-enhanced intraoperative ultrasonic cholangiography for real-time biliary navigation in hepatobiliary surgery. J Am Coll Surg **218**: e43-e50, 2014.

* * *

胆と膵 36巻臨時増刊特大号

医学図書出版ホームページでも販売中
http://www.igakutosho.co.jp

ERCPマスターへのロードマップ（DVD付）

企画：糸井　隆夫

序文：ERCPマスター，マイスター，マエストロ

【処置具の最新情報】
・診療報酬からみた胆膵内視鏡手技とERCP関連手技処置具のup-to-date

【基本編】
・主乳頭に対するカニュレーションの基本―スタンダード法，Wire-guided Cannulation法，膵管ガイドワイヤー法―
・副乳頭へのカニュレーション Cannulation of the Minor Papilla
・内視鏡的乳頭括約筋切開下切石術
　（Endoscopic Sphincterotomized Lithotomy：EST-L）
・EPBD（＋EST）＋胆管結石除去
・EPLBD（＋EST）＋胆管結石除去
・経乳頭的胆管・膵管生検　細胞診
・膵石除去・膵管ドレナージ
・胆管ドレナージ（良悪性）（ENBD，PS）
・胆管ドレナージ（MS）
・急性胆嚢炎に対する経乳頭的胆嚢ドレナージ

【応用編】
・スコープ挿入困難例に対する対処法
・プレカット
・電子スコープを用いた経口胆道鏡検査
・POCS（SpyGlass）（診断・治療）
・経口膵管鏡（電子スコープ，SpyGlass）
・内視鏡的乳頭切除術
・十二指腸ステンティング（ダブルステンティングも含めて）
・Roux-en-Y再建術を中心とした，術後腸管再建症例に対するシングルバルーン内視鏡を用いたERCP
・術後腸管の胆膵疾患に対するダブルバルーン内視鏡治療

【トラブルシューティング編】
・スコープ操作に伴う消化管穿孔
・デバイス操作に伴う後腹膜穿孔―下部胆管の局所解剖も含めて―
・EST後合併症（出血，穿孔）
・胆管，膵管閉塞困難例（SSR，Rendez-vous法）
・胆管内迷入ステントの回収法
・胆管メタルステント閉塞（トリミング，抜去）
　―十二指腸ステントとあわせて―
・膵管プラスチックステント迷入に対する内視鏡的回収法
・胆管結石嵌頓
・膵管結石嵌頓
　―膵管結石除去時のバスケット嵌頓に対するトラブルシューティング―

【座談会】
・ERCPマスターへのロードマップをこれまでどう描いてきたか，これからどう描いていくのか？

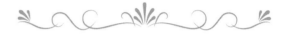

今回の胆と膵臨時増刊特大号のメニューは、
ERCPマスターへのロードマップ（DVD付）
でございます。

＊前　菜：処置具の最新情報
＊メインディッシュ：
　基本編，応用編，トラブルシューティング編
　　～28名のエキスパートによる動画（DVD）解説付～
＊デザート：
　座談会「ERCPマスターへのロードマップを
　これまでどう描いてきたか，
　これからどう描いていくのか？」
～ページの向こうに広がるERCPの世界を
　　　　　　　　　　どうぞご堪能下さい！

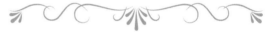

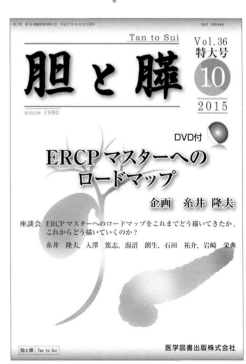

本体 5,000円＋税

医学図書出版株式会社

特集

R0切除をめざした胆管癌の術前・術中・術後における診断・治療の工夫

術中迅速組織診断による胆管癌R0切除の意義と限界

小林　良平[1]・川井　学[1]・山上　裕機[1]

要約：胆管癌において，癌の水平方向浸潤を術前に正確に認識することは困難である。このため，胆管切離後に断端を術中迅速組織診断に提出し確認することが重要である。胆管癌がもつ表層進展や間質浸潤といった特性から，切除胆管断端が術中迅速組織診断で陽性となり，追加切除や拡大手術への移行が要求されることも少なくない。胆道癌診療ガイドラインでは胆管切離断端における術中迅速組織診断を行うことが推奨されている。しかし，長期生存を得るためには根治治療としてR0手術が望ましいが，拡大手術による侵襲や起こりうる合併症も考慮しなければならない。

Key words：cholangiocarcinoma, carcinoma in situ (CIS), intraoperative frozen section, ductal stump

はじめに

胆管癌は難治性癌の一つであり，胆管癌の唯一の根治治療は外科切除である。局所進展に対する治癒切除がもっとも重要であるが，その術式として，消化器外科領域において高難度手術とされる，胆道再建を伴う肝の葉切除や膵頭十二指腸切除術あるいはその併施が要求される。また，胆管癌がもつ表層進展や間質浸潤といった特性[1]から，切除胆管断端が術中迅速組織診断で陽性となり，追加切除や拡大手術への移行が要求されることも少なくない。長期生存を得るためには根治治療としてR0手術が望ましいが，拡大手術による侵襲や起こりうる合併症も考慮しなければならない。本稿では，胆管癌の術中迅速組織診断に関するコンセンサスおよび今後の課題を概略する。

I．術中迅速組織診断の意義

肝門部胆管癌に対しては胆道再建を伴う葉切除が，また肝外胆管癌に対しては膵頭十二指腸切除術が必要となる。これらの術式は高難度手術であり，また高侵襲であり，重篤な術後合併症が生じることもある。手術手技および周術期管理の進歩により，mortalityは減少しているが，いまだ合併症率は高い。そのような背景はあるが，胆管癌の治療において，長期生存のためには外科的切除が第1選択であり，根治手術として癌遺残のないR0手術を行うことが重要である。そのため，胆管切離断端陰性は重要である。しかし，術前画像診断において，胆管癌の浸潤範囲を正確に認識することは困難である。そのため，胆管の切離断端を術中迅速組織診断へ提出し，その結果を確認しなければならない。胆道癌診療ガイドライン改訂第2版[2]では「胆管癌の胆管切離断端に対する術中病理診断は行うべきか？」というクリニカルクエスチョンに対して「胆管癌では胆管切離断端での癌遺残の有無が予後に大きく影響を及ぼす因子であるため，胆管切離断端における術中病理診断を行うことを推奨する。」として推奨度1としている。術中迅速組織診断による胆管切離断端の評価は，癌遺残を避けるために重要な検査である。松山ら[3]の報告によれば，表1の通り，術中迅速病理

Impact and Limitation of Intraoperative Frozen Section Histological Examination to Achieve R0 Resection for Bile Duct Carcinoma
Ryohei Kobayashi et al

1) 和歌山県立医科大学外科学第2講座（〒641-8510 和歌山市紀三井寺811-1）

診断を施行しても248例中7例の偽陰性があるものの，術中迅速組織診断の正診率は95.6%であり，癌遺残のない手術をめざすために術中迅速組織診断の意義は大きい。

II. 胆管断端の進展様式

癌遺残のないR0切除が望ましいという点に関して異論はないと思われる。しかしながら，切除胆管断端が術中迅速組織診断で陽性となり，追加切除や拡大手術への移行は過大侵襲となることもあり，その適応の際には十分患者背景を考慮しなければならない。胆管癌の胆管切離断端での癌陽性には，浸潤癌陽性と上皮内癌陽性がある。Ebataら[4]の報告では，浸潤癌による長軸方向への壁内進展は肉眼的腫瘍縁から10 mm未満に留まるが，上皮内癌による表層拡大進展は20 mm以上に及ぶこともまれではないと報告している。さらに，表層拡大進展は肉眼形態が乳頭型または膨張型の腫瘍に随伴することが多いとされている。術中迅速組織診断で胆管切離断端陽性の場合に追加切除することで予後が改善するか否かに関しては，明らかなエビデンスはない。しかし，断端陽性と予後の観点から，Wakaiら[5]が2005年に，胆管断端の術中迅速組織診断と長期予後との関係を検討・報告している。その報告では，術中迅速組織診断で胆管断端がcarcinoma in situ（CIS）であった群と，胆管断端がnegativeであった群とに術後のoverall survival（OS）に有意な差は認めなかった（術後10年生存率；断端negative群40% vs CIS群23%，$P=0.4742$）。その後，同様の結果を示す報告が異なる施設から多くなされた（表2）。R0切除を求めて拡大手術に走っても，明らかに断端に癌組織がないのであれば，長期予後の改善にはつながらない，と解釈され，今日にいたるまでの，胆管癌の術中迅速組織診断の扱いおよび術中の追加切除決定に関する大きな流れが形成された。

III. 拡大手術としてのHepatopancreatoduodenectomy（HPD）

胆管癌における拡大手術としてのHPDに関して検討を行いたい。消化器外科におけるもっとも高侵襲な手術の一つといえるHPDであるが，その適応はいまだ議論が多い。根治切除による長期生存を得られる可能性があるというメリットと，肝不全，膵液瘻などの重篤な合併症の高い発生率との兼ね合いが問題になるためである。当教室の進行胆道癌に対するHPDの成績は腹腔内出血などの合併症率は46%，mortalityは18%であった。長期成績は，R0率は82%得られたが3年生存率は11%であり，その手術適応に対しては注意しなければならない[10]。近年の胆管癌に対するHPDの報告[10~13]を表3にまとめる。HPDのmortalityが13~29%と報告[14~16]されていたが，近年，そのmortalityは低下傾向にあるものの，依然として合併症は高率である。外科治療における安全性と根治性の両立という観点からは，まだ十分解決された術式とはいえない。今後，どのような症例がHPDの適応となるのか，更なる報告の集積と前向きな臨床試験が待たれる。

IV. 胆管断端の再発

胆管癌手術時の術中迅速組織診断でのCISは予後因子にならないという報告[5~9]がされるなか，早期胆管癌（切除時胆管断端CISで終えている）症例で，長期フォローの結果，CIS由来と考えられる局所再発が生じたという症例報告もされた。Nakanishiら[17]は，下

表1 術中迅速組織診断の有用性

総数248例		戻し標本による術後永久診断	
		癌陰性	癌陽性
術中迅速組織診断	癌陰性	211	7
	癌陽性	4	26

（文献3より引用）

術中迅速組織診断の正診率は95.6%，感度は78.8%，特異度は98.1%であった。

表2 切離断端におけるCISの意義

	対象 (n)	R0 (n)	CIS (n)	Invasion (n)	R0 vs CIS (P value)	CIS vs inv (P value)
Wakai et al. 2005[5]	84	64	11	9	0.4742	0.0003
Sasaki et al. 2007[6]	128	105	12	11	0.5247	0.00241
Igami et al. 2009[7]	442	390	11	41	0.398	0.015
Nakanishi et al. 2009[8]	125	74	10	19	0.533	0.006
Higuchi et al. 2010[9]	215	185	13	17	0.63	0.003

表 3 HPD の現状

	対象 (n)	R0率 (%)	Morbidity (%)	Mortarity (%)	5年生存率 (%)
Hirono et al. 2006[10]	11	82	46	18	11*
Wakai et al. 2008[11]	17	59	NA	29	12
Kaneoka et al. 2010[12]	14	64	57	0	50
Ebata et al. 2012[13]	85	73	77.6	2.4	37

*3年生存率

部胆管癌（pT1N0）に対し，PDを施行（胆管断端CIS）し，長期生存を得たが，術後12年目に胆管空腸吻合部の局所再発を経験した，という症例報告をしており，手術時の切除断端CISはやはり長期的には局所再発につながることが問題となる。

V．早期胆管癌における断端CISの意義

前項からの続きにはなるが，N0かつT2以下といった胆管癌症例において，局所再発の報告[17]を考えたとき，胆管断端がCISであったものの追加切除しなかった害があるのではないかと考える。胆管癌において術中迅速組織診断がCISでも予後に関与しなかったという報告は，大部分が進行胆管癌を含めた検討であったからではないかと考えられる。2017年，Tsukaharaら[18]は，自施設の172例のTis-T2N0M0症例を対象とした胆管の術中迅速組織診断とその長期成績の検討を報告している。まず，初発の再発部位が局所であったものについては，R0群148例中11例（7.4％）に対し，R1cis群18例中5例（27.8％）と有意に局所再発のリスクであることが示された（$P=0.017$）。また，disease-specific survivalが5年経過観察時にR0群で78.7％であるのに対し，R1cis群では35.1％と，これも有意差をもってR0群で良好な予後改善効果が示された（$P=0.005$）。さらに，本論文では対象は少ないものの，術中迅速組織診断でCISと判定され追加切除でR0が得られた群（7例）も検討されているが，5年時点でのdisease-specific survivalが83.3％と追加切除なしでR0であった群の78.2％に近似する値であり，追加切除でのR0獲得の意義が示唆されている。これらの結果より，現時点では，とくに早期胆管癌患者に手術を施行する際には，術中迅速組織診断を施行し，R0切除を得る努力をする必要があるといえるであろう。

まとめ

以上，胆管癌に対する術中迅速組織診断の意義について検討を行った。早期胆管癌患者においてはR0切除を達成すべく追加切除，場合によっては拡大手術が望ましい。一方，進行胆管癌患者には断端陰性だけでは，術後の遠隔転移などを含め，再発を制御できるわけではないので，術後補助療法も含めた集学的治療を考慮しなければならない。今後の課題としては，①T2N0M0までの早期胆管癌の時点でのスクリーニングおよび検出方法の立案，②どのような患者さんにHPDがriskを顧みたとしてもbenefitにつながるのかといったall Japanでの症例集積，③補助化学療法などに使える新規抗がん剤の登場などがあげられる。難治性癌である胆管癌に対する治療の進歩のためにまだまだ取り組まなければならない課題が残っている。

参考文献

1) Sakamoto E, Nimura Y, Hayakawa N, et al.: The pattern of infiltration at the proximal border of hilar bile duct carcinoma: a histologic analysis of 62 resected cases. Ann Surg 227: 405-411, 1998.
2) 胆道癌診療ガイドライン作成委員会（編）：エビデンスに基づいた胆道癌診療ガイドライン改訂第2版．医学図書出版，2014．
3) 松山隆生，森隆太郎，遠藤 格，ほか：特集 胆道癌外科切除―再発防止のストラテジー 術中戦略 術中胆管断端の迅速病理診断．臨外 70：40-45, 2015．
4) Ebata T, Watanabe H, Nimura Y, et al.: Pathological appraisal of lines of resection for bile duct carcinoma. Br J Surg 89: 1260-1267, 2002.
5) Wakai T, Shirai Y, Moroda T, et al.: Impact of ductal resection margin status on long-term survival in patients undergoing resection for extrahepatic cholangiocarcinoma. Cancer 103: 1210-1216, 2005.
6) Sasaki R, Takeda Y, Funato O, et al.: Significance of ductal margin status in patients undergoing surgical resection for extrahepatic cholangiocarcinoma. World J Surg 31: 1788-1796, 2007.
7) Igami T, Nagino M, Oda K, et al.: Clinicopathologic study of cholangiocarcinoma with superficial spread. Ann Surg 249: 296-302, 2009.
8) Nakanishi Y, Kondo S, Zen Y, et al.: Impact of resid-

ual in situ carcinoma on postoperative survival in 125 patients with extrahepatic bile duct carcinoma. J Hepatobiliary Pancreat Sci 17：166-173, 2010.
9) Higuchi R, Ota T, Araida T, et al.：Prognostic relevance of ductal margins in operative resection of bile duct cancer. Surgery 148：7-14, 2010.
10) Hirono S, Tani M, Kawai M, et al.：Indication of Hepatopancreatoduodenectomy for Biliary Tract Cancer. World J Surg 30：567-573, 2006.
11) Wakai T, Shirai Y, Tsuchiya Y, et al.：Combined Major Hepatectomy and Pancreaticoduodenectomy for Locally Advanced Biliary Carcinoma：Long-Term Results. World J Surg 32：1067-1074, 2008.
12) Kaneoka Y, Yamaguchi A, Isogai M, et al.：Survival Benefit of Hepatopancreatoduodenectomy for Cholangiocarcinoma in Comparison to Hepatectomy or Pancreatoduodenectomy. World J Surg 34：2662-2670, 2010.
13) Ebata T, Yokoyama Y, Igami T, et al.：Hepatopancreatoduodenectomy for Cholangiocarcinoma：A Single-Center Review of 85 Consecutive Patients. Ann Surg 256：297-305, 2012.
14) Tsukada K, Yoshida K, Muto T, et al.：Major hepatectomy and pancreatoduodenectomy for advanced carcinoma of the biliary tract. Br J Surg 81：108-110, 1994.
15) Nimura Y, Hayakawa N, Shionoya S, et al.：Hepatopancreatoduodenectomy for advanced carcinoma of the biliary tract. Hepatogastroenterology 38：170-175, 1991.
16) 吉川達也, 羽生富士夫, 中村光司, ほか：手術成績およびquality of lifeからみた胆道癌に対する肝膵同時切除の意義. 日消外会誌 23：963-966, 1990.
17) Nakanishi Y, Kondo S, Hirano S, et al.：Recurrence of mucosal carcinoma of the bile duct, with superficial flat spread, 12 years after operation. J Hepatobiliary Pancreat Surg 13：355-358, 2006.
18) Tsukahara T, Ebata T, Shimoyama Y, et al.：Residual Carcinoma In Situ at the Ductal Stump has a Negative Survival Effect：An Analysis of Early-stage Cholangiocarcinomas. Ann Surg 266：126-132, 2017.

* * *

特集

R0切除をめざした胆管癌の術前・術中・術後における診断・治療の工夫

胆管癌術中肝側胆管陽性時の追加切除の適応と手術手技

清水　宏明[1]・細川　勇[1]・山崎　将人[1]・首藤　潔彦[1]・小杉　千弘[1]
森　幹人[1]・成島　一夫[1]・幸田　圭史[1]・大塚　将之[2]・宮崎　勝[3]

要約：胆管癌においては，治癒切除のみが唯一，根治を望める治療である。胆管癌の主病巣，さらには水平方向への進展度診断はMDCT，胆管造影などにより行い，手術術式は決定される。しかしながら，術前診断をはるかに超えて胆管に広範囲に進展する症例も存在し，術中迅速病理検査で胆管断端陽性と診断されることも少なくない。まず，胆管断端の壁内を進展する浸潤癌か，上皮を置換するように進展する上皮内進展（carcinoma in situ, CIS）かを診断し，追加切除は，手術の根治性のバランスを考慮して行うべきと考える。実際の胆管追加切除は，肝離断面の胆管断端に針糸を数本かけ，それを腹尾側に牽引しながら，胆管上流側にむかって肝動脈・門脈より慎重に剝離していく。追加切除可能な胆管は，脈管から剝離された部分となるわけであるが，多くの場合5 mm以下であることが多い。追加切除後の胆道再建のことも念頭におき，安全に施行すべきと考える。

Key words：肝側胆管断端，浸潤癌，上皮内進展，追加切除

Additional Resection of an Intraoperative Margin-positive Proximal Bile Duct in Bile Duct Carcinoma
Hiroaki Shimizu et al

1) 帝京大学ちば総合医療センター外科（〒299-0111 市原市姉崎3426-3）
2) 千葉大学大学院医学研究院臓器制御外科学
3) 国際医療福祉大学三田病院外科

はじめに

　肝外胆管癌においては，治癒切除のみが唯一，根治を望める治療とされる。外科切除縁（胆管断端，剝離面）における癌の遺残は有意な予後因子として報告されており，長期生存を得るためには切除縁の癌陰性化，すなわち，R0切除が必須と考えられている[1〜3]。一般的には，胆管癌の水平方向への進展をMDCT，さらには胆管造影などで診断し，手術術式は決定される。遠位胆管癌の標準術式は，膵頭十二指腸切除術，一方，肝門部領域胆管癌では，胆管側進展範囲に応じて四つの術式（右，右三区域，左肝切除，左三区域切除）（図1）から選択される。しかしながら，胆管への癌進展が術前の進展度診断をはるかに超えて広範囲に進展する症例も存在し，術中の迅速病理検査で胆管断端陽性と診断されることも少なくない。とくに肝門部領域胆管癌では，肝側胆管断端癌陽性は頻度の高い非治癒切除因子として報告されている[2,3]。

　胆管癌の水平方向の進展には，癌が壁内を進展する壁内進展（浸潤癌）と上皮を置換するように進展する上皮内進展（carcinoma in situ, CIS）に分けられる（図2）。Ebataら[4]は肝外胆管癌145例の胆管への進展様式とその距離を詳細に検討し，浸潤癌は肉眼的腫瘍縁から全例10 mm以下にとどまっていたが，CISは11％の症例において20 mm以上の広範囲に認めたと報告し，また，その術前診断は多くの場合，困難であると述べている[5,6]。胆管断端陽性を浸潤癌陽性とCIS陽性とに区別してその術後成績を検討した報告をみると，浸潤癌陽性例は陰性例に比べ，予後は不良であったが[7]，断端CIS陽性例の予後は陰性例と比べて統計学的有意差はなかったとしている[8〜10]。われわれの施設での結果も同様な結果が得られている（図3）。したがって，胆管断端の評価に際しては明確に浸潤癌陽性

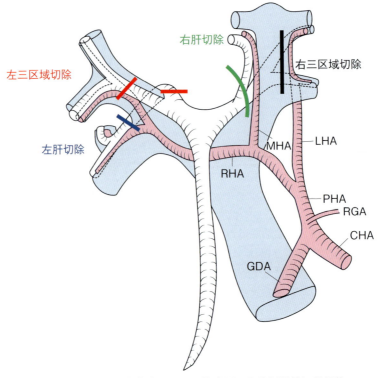

図 1 肝門部領域胆管癌における術式別，上流側胆管切離部位
　肝門部領域胆管癌では，胆管側進展範囲に応じて四つの術式（右，右三区域，左肝切除，左三区域切除）から選択される．胆管の切離ラインは切除術式と門脈と胆管の立体的位置関係により規定される．
LHA：左肝動脈，MHA：中肝動脈，RHA：右肝動脈，PHA：固有肝動脈，RGA：右胃動脈，CHA：総肝動脈，GDA：胃十二指腸動脈

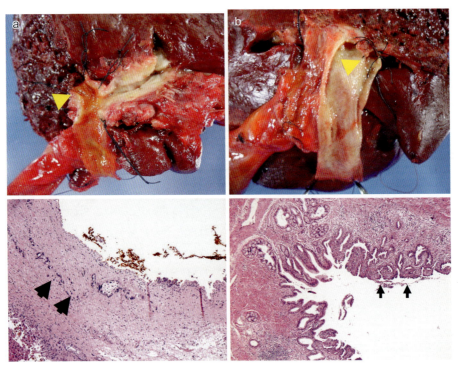

図 2 胆管断端癌陽性
a：癌が壁内を進展する壁内進展（浸潤癌）（上段：肉眼所見・矢頭，下段：病理所見・矢印）
b：上皮を置換するように進展する上皮内進展（carcinoma in situ，CIS）（上段：肉眼所見・矢頭，下段：病理所見・矢印）
　に分けられる．

とCIS陽性とに区別する必要があると考えられる。

これまでの胆管断端陽性例の追加切除の意義に関しては，浸潤癌陽性例に追加切除（5 mm未満）を行い断端陰性が得られた場合でも，予後の改善を認めない[7,11]とする報告，一方，胆管断端陽性例に追加切除を施行すると胆管空腸吻合縫合不全のリスクは増加するものの[12]，断端陰性が得られた症例は予後の改善を認めたとする報告[12,13]もあり，必ずしも一定の見解は得られていない。しかしながら，胆道外科医としては，可能な限り胆管断端を陰性にすべく，胆管追加切除を選択することが多いのではないかと考える。

この稿では，肝門部領域癌における術中の迅速病理検査で肝側胆管断端陽性と診断された際の対応と実際の胆管追加切除の手術手技に関して述べることとする。

I．胆管癌術中肝側胆管陽性時の追加切除の適応と手術手技

1．術中迅速病理検査で肝側胆管断端陽性時の対応

術中の迅速病理検査で肝側胆管断端陽性の際は，胆管癌主病巣の局所進展度（T因子），胆管断端陽性が浸潤癌かCISか，リンパ節転移（N）の有無，剝離面（EM）癌遺残の有無などを考慮して追加切除は施行すべきであろうと考える。つまり，強い予後因子とされるリンパ節転移陽性例や剝離面陽性例では，胆管断端の陰性化にあまりこだわる意義は少ない。その一方，CIS陽性は弱い予後因子であるものの，長期的には進行癌として再発してくる症例も存在すると報告されており[10]，長期の予後がみこまれる症例（Tis-T2，N0）では，CIS進展も確実に切除するのが望ましい。しかしながら，現実的には術中に主病巣の正確な病理学的な評価は困難であり，胆道外科医としては，やはり胆管断端を陰性にすべく，可能な限りの胆管追加切除を行っていることが多いのではないかと思われる。

遠位胆管癌における膵頭十二指腸切除症例において，肝側胆管断端の陰性化を得ようとすると，肝門部胆管切除（図4a），さらには肝切除を追加しなければ

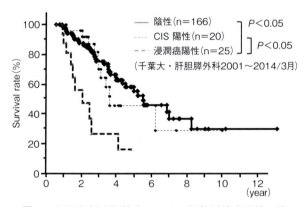

図3 肝門部領域胆管癌における胆管断端癌陽性・陰性別術後成績

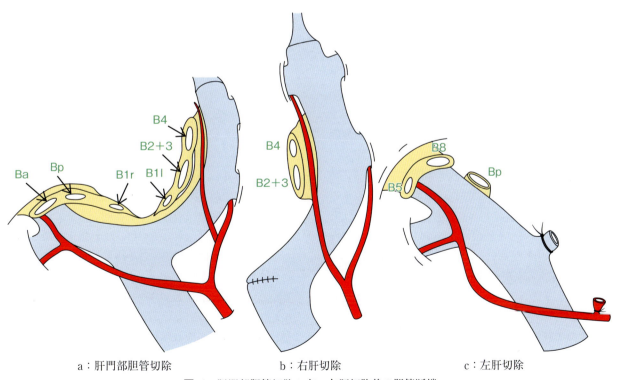

a：肝門部胆管切除　　　b：右肝切除　　　c：左肝切除

図4 肝門部胆管切除，右，左肝切除後の胆管断端
Ba：右前区域胆管断端，Bp：右後区域胆管断端

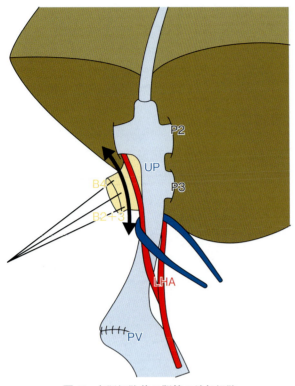

図5 右肝切除後の胆管の追加切除
　左門脈臍部（UP）の基部を左側に授動するとUPの裏（頭側）の部分で胆管を切離することが可能となる。
　まず，胆管の前壁とUP右壁との間を剝離し，さらに胆管の腹尾側に接するように走行する中肝動脈を慎重に剝離して胆管断端を手前に引き出し，追加切除する。

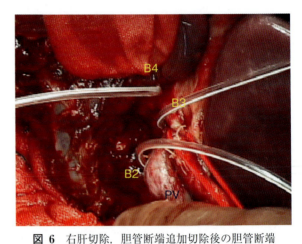

図6 右肝切除，胆管断端追加切除後の胆管断端
　門脈臍部の基部まで十分に授動し，門脈臍部の背側（頭側）の部位で胆管を追加切除した。
　胆管断端は癌陰性を得られたが，胆管断端（B2, B3）はかなり奥に引っ込んでしまい，胆管空腸吻合には困難を要した。

ならなくなる症例もあるわけであるが，肝門部胆管切除，さらには，広範囲胆管癌の肝膵同時切除は他書を参考にしていただくこととし，この稿では，肝門部領域胆管癌における左側肝切除，右側肝切除の際の肝離断面に露出された胆管断端（図4b, c）の追加切除の手術手技に関して述べることとする。

2．肝門部領域胆管癌における肝側胆管断端癌陽性例の胆管追加切除

　肝門部領域胆管癌に対する四つの術式（右，左肝切除，右三区域，左三区域切除）において，それぞれの胆管切除再建限界（図1）の近傍で胆管が切離された場合，追加切除できる胆管は5 mm以下，多くの場合わずか2〜3 mm程度である[7,11]。一方，Bismuth I／IIタイプで右肝切除がなされ，胆管切離がわりと手前（肝門側）よりでなされた際にはもう少し長く切除可能であるが，それでも5 mm程度であろうと考えられる。

3．実際の肝側胆管断端追加切除手技

　手術野の止血を十分に行った後に肝離断面の胆管断端に針糸を数本かけ，それを必要に応じて腹側・尾側に牽引しながら，その上流側にむけて肝動脈・門脈をていねいに剝離していく。胆管のすぐ背側に肝動脈は走行しており，とくに慎重な剝離が必要である。

　①右肝切除後の胆管追加切除の際は，門脈臍部（UP）の基部から背側にむかう細い枝があれば切離し，UPの基部を左側に授動するとUPの裏（頭側）の部分で胆管を切離することが可能となる（図5）。まず，胆管の前壁とUP右壁との間を剝離し，さらに胆管の腹尾側に接するように走行する中肝動脈を慎重に剝離して胆管断端を右側に引き出し，追加切除する。当然，胆管断端にかけた針糸を手前に強く牽引してしまうと追加切除後に胆管断端がかなり奥に引っ込んでしまうので注意を要する（図6）。

　②左肝切除の際は，前区域胆管枝の追加切除は脈管から剝離された部分の胆管（多くの場合5 mm程度）が追加切除可能となるが，後区域胆管枝は右門脈の背側にもぐりこむため，再建も考慮すると胆管切除再建限界（図1）の近傍で胆管が切離された場合は，追加切除は不可能であることが多い。前区域胆管の追加切除は，すぐ背側を走行する右前区域肝動脈との間を剝離，さらに門脈前区域枝前壁との間も十分に剝離し，可及的上流側で切除する（図7）。これ以上剝離していくと門脈や肝動脈を損傷するかもしれない，あるいは吻合が門脈の背側になり，極めて難しくなるなどリスクが高いと判断されるような状況下では，それ以上の追加切除はすべきでない。胆道再建は，門脈の背側（頭側）に位置し，操作の難しい後区域胆管枝から始め，次に前区域胆管枝の再建を進めていくことになるが，前区域胆管断端は，症例によっては3〜4穴になることもあり，可能であれば，胆管形成して再建するとよい。

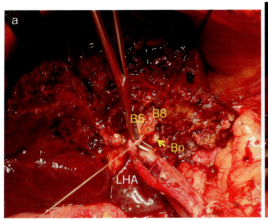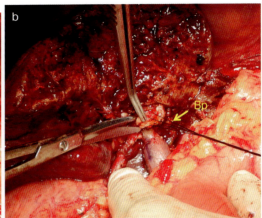

図 7 左肝切除後の前区域胆管の追加切除

前区域胆管の追加切除は，すぐ背側を走行する右前区域肝動脈との間を剝離，さらに門脈前区域枝との間も十分に剝離し（a），胆管断端にかけた針糸を手前に牽引し，上流側の脈管から剝離された部分の追加切除をする（b）。

Bp：右後区域胆管断端，LHA：左肝動脈

胆管壁の縫い代が十分にとれない場合が多く，慎重に胆管壁に針糸をかけ，必ず吻合部には胆汁ドレナージのためのステントチューブを挿入しておく。

おわりに

肝門部領域胆管癌に対する定型術式は，肝外胆管切除を伴う肝葉切除，つまり，右側優位型に対する右肝切除，右三区域切除，左側優位型に対する左肝切除，左三区域切除の四つに大別されるが，まずは，胆管断端が癌陽性とならないような肝切除術式をプランニングするのが肝要であるのはいうまでもない。しかしながら，術中迅速組織検査で胆管断端が陽性となった際には，浸潤癌か上皮内進展（CIS）かをまず鑑別し，胆管断端の追加切除は，根治性のバランスを考慮し，胆道再建のことも念頭におき，安全性を担保して施行すべきであると考える。

参考文献

1) Nagino M, Ebata T, Yokoyama Y, et al.：Evolution of surgical treatment for perihilar cholangiocarcinoma：a single-center 34-year review of 574 consecutive resections. Ann Surg **258**：129-140, 2013.
2) Hosokawa I, Shimizu H, Yoshidome H, et al.：Surgical Strategy for Hilar Cholangiocarcinoma of the Left-Side Predominance：Current Role of Left Trisectionectomy. Ann Surg **259**：1178-1185, 2014.
3) Shimizu H, Sawada S, Kimura F, et al.：Clinical significance of biliary vascular anatomy of the right liver for hilar cholangiocarcinoma applied to left hemihepatectomy. Ann Surg **249**：435-439, 2009.
4) Ebata T, Watanabe H, Ajioka Y, et al.：Pathological appraisal of lines of resection for bile duct carcinoma. Br J Surg **89**：1260-1267, 2002.
5) Nakanishi Y, Zen Y, Kawakami H, et al.：Extrahepatic bile duct carcinoma with extensive intraepithelial spread：a clinicopathological study of 21 cases. Mod Pathol **21**：807-816, 2008.
6) Igami T, Nagino M, Oda K, et al.：Clinicopathologic study of cholangiocarcinoma with superficial spread. Ann Surg **249**：296-302, 2009.
7) Shingu Y, Ebata T, Nishio H, et al.：Clinical value of additional resection of a margin-positive proximal bile duct in hilar cholangiocarcinoma. Surgery **147**：49-56, 2010.
8) Wakai T, Shirai Y, Moroda T, et al.：Impact of ductal resection margin status on long-term survival in patients undergoing resection for extrahepatic cholangiocarcinoma. Cancer **103**：1210-1216, 2005.
9) Higuchi R, Ota T, Araida T, et al.：Prognostic relevance of ductal margins in operative resection of bile duct cancer. Surgery **148**：7-14, 2010.
10) Tsukahara T, Ebata T, Shimoyama Y, et al.：Residual Carcinoma In Situ at the Ductal Stump has a Negative Survival Effect：An Analysis of Early-stage Cholangiocarcinomas. Ann Surg **266**：126-132, 2017.
11) Endo I, House MG, Klimstra DS, et al.：Clinical significance of intraoperative bile duct margin assessment for hilar cholangiocarcinoma. Ann Surg Oncol **15**：2104-2112, 2008.
12) Ribero D, Amisano M, Lo Tesoriere R, et al.：Additional resection of an intraoperative margin-positive proximal bile duct improves survival in patients with hilar cholangiocarcinoma. Ann Surg **254**：776-781, 2011.
13) Oguro S, Esaki M, Kishi Y, et al.：Optimal indications

for additional resection of the invasive cancer-positive proximal bile duct margin in cases of advanced perihilar cholangiocarcinoma. Ann Surg Oncol 22 : 1915-1924, 2015.

*　　　*　　　*

特集

R0切除をめざした胆管癌の術前・術中・術後における診断・治療の工夫

胆管癌術中十二指腸側陽性時の追加切除の工夫

松山　隆生[1]・藪下　泰宏[1]・村上　崇[1]・本間　祐樹[1]
澤田　雄[1]・熊本　宜文[1]・藤井　義郎[1]・遠藤　格[1]

要約：胆管癌の外科治療において胆管断端における癌遺残は重要な予後規定因子の一つであるが，術前に癌の進展範囲を正確に診断することは依然困難であり，術中迅速病理診断を施行し，胆管断端に癌遺残が認められた場合には胆管の追加切除が必要となる。とくに十二指腸側の胆管断端では上皮内の癌遺残であれば膵内胆管の追加切除により癌を陰性化することも可能であるが，神経周囲浸潤などの間質浸潤では膵頭十二指腸切除を併施し膵実質そのものを追加切除する必要がある。さらに膵内胆管の追加切除では膵実質の損傷から術後膵液瘻の発生も危惧されるため，その施行に際しては患者の全身状態や肝側の胆管断端の状況なども考慮し総合的に判断しなければならない。

Key words：胆管癌，十二指腸側胆管断端，追加切除

はじめに

　胆管癌はその局在により肝内胆管から膵内胆管にまで広く進展し[1]，その進展により切除方針，切除臓器が異なる。いずれの手術術式を行ったとしても胆管癌の根治に必要なことは胆管切離断端，腫瘍の剝離断端の癌陰性化をめざし，R0切除を行うことであり胆道癌診療ガイドライン[2]においてもR0切除の重要性が示されている。

　確実なR0切除を行うために正確な術前の腫瘍局在・進展度診断が重要であることは論をまたない。近年，さまざまなmodalityが進歩し画像診断技術は格段に進歩している。胆管癌の胆管上皮，間質内のいわゆる水平浸潤は胆道ドレナージ前の造影MD-CT coronal画像によってある程度診断できるが，水平進展を術前に100％正確に把握することは依然困難である。

したがって術前に癌陰性と診断した部位で胆管を切離しても断端に癌の遺残が認められる場合には断端の癌陰性化を求めて追加で胆管を切除する場合もあるが，初回胆管切除時に癌陽性となる症例では，さらに十分な追加切除を施行できることは少なく，たとえ再切除で癌陰性にできたとしても遠隔成績は改善しないという報告もある[3]。一方，追加切除によって遠隔成績の改善が得られるという意見もありいまだcontroversialである。本稿ではとくに胆管癌切除における十二指腸側胆管断端の癌陽性時における追加切除の実際について概説する。

I．十二指腸側胆管の切離位置と周囲の解剖

　十二指腸側胆管を切離するには十分なKocherの受動をおき，膵頭部後面を広く露出させなければならない。上十二指腸血管を結紮切離して十二指腸のloweringを行い，膵頭後面リンパ節を胆管背面のリンパ節につなげるように郭清していくと，後上膵十二指腸動脈（PSPDA）が露出し膵上縁の総胆管の前面を走行する。PSPDAの走行ラインまでが安全に膵上縁で総胆管を切離できるラインであり（図1），教室では一律に同部で総胆管を切離している（図2）。PSPDAからは

Additional Resection of Lower Bile Duct Margin in Bile Duct Cancer

Ryusei Matsuyama et al

1) 横浜市立大学医学部消化器・腫瘍外科学（〒236-0004 横浜市金沢区福浦3-9）

総胆管に分布する動脈 3 O'clock artery, 9 O'clock artery が分岐する（図3）。

PSPDA の走行ラインより乳頭側は膵内胆管であり，総胆管囊腫切除術の要領で膵内を掘り進め，胆管を膵から剝離することは可能であるが膵実質を損傷し術後膵液瘻の原因にもなる。したがって教室では術前診断で本ラインよりも乳頭側胆管へ明らかな癌の間質進展が疑われる場合には膵頭十二指腸切除術（PD）の併施を考慮している。一方，初回十二指腸側胆管断端癌陽性となった場合には以下に述べるような方法で膵内胆管の追加切除を行っている。

II．十二指腸側胆管断端の病理検体採取法

胆管癌は理論的には左右の肝葉切除術と PD を行えばほとんどの症例が治癒切除可能なはずである。しかし，肝膵同時切除（HPD）は高い合併症発生率と在院死亡が危惧されるため[4]，一律に行うことは現実的ではない。したがって，過不足なく R0 切除を得るためには予定する切離ラインを術前に想定し，そのラインで切断し，その断端を術中に診断して癌陰性を確認するという手順が必要である。胆管断端癌陽性の場合には術中に胆管の追加切除を行って R0 切除をめざすことが必要である。

切離の際には胆汁ドレナージのために肝側胆管に 6 Fr アトムチューブを留置し，乳頭側胆管は可及的に乳頭側を血管鉗子で把持し，迅速診断に提出する 2 mm ほどの切離マージンを残して切離している。乳頭側の残存胆管側を迅速診断用に提出する。胆管癌の水平進展は上皮内だけでなく上皮下の間質内でも神経線維沿いに先進部となることがある。粘膜だけの組織採取にならないように必ず線維筋層を含んだ全層で十分量採取することが重要である（図4）。断端は連続縫合で閉鎖している。

迅速病理診断で上皮に異型がないか軽度である場合には胆管断端癌陰性と判断して追加の処置は行っていない。しかし，胆管癌ではドレナージチューブが挿入されていることが多く，胆管炎などで炎症性の変性がおきていることが多い。また，凍結標本による迅速病理診断では主に構造異型だけで良悪の判断をするため，中等度以上の異型上皮と上皮内癌の判別は困難である。したがって中等度異型上皮と診断された場合には上皮内癌の可能性を考慮して極力追加切除を行って再度迅速診断を行っている。一方，間質への浸潤，とくに神経周囲浸潤は容易に迅速病理診断でも判断することができるが[5]，胆管十二指腸側断端における神経周囲浸潤のような間質浸潤陽性では膵内から胆管だけの追加切除を行っても膵臓側に神経などの間質部分が遺残し癌を陰性化することが困難であるため PD の併施を考慮しなければならない。

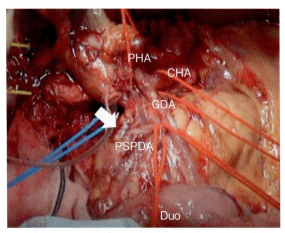

図1 PSPDA の走行
GDA が分岐して約 1 cm ぐらい末梢から PSPDA が分岐する。総胆管の前面を走行し膵頭部を下降する。総胆管前面を PSPDA が走行するラインで総胆管を切離している（白矢印：十二指腸側総胆管断端）。

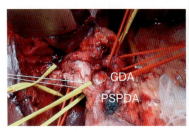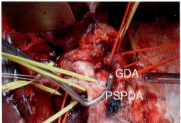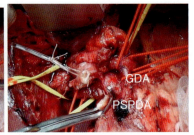

a|b|c

図2 膵上縁での総胆管の切離
a：GDA から PSPDA が分岐している。
b：PSPDA の走行するラインで総胆管を血管鉗子でクランプする。
c：術中迅速病理診断用に 2 mm ほどのマージンを確保して切離する。

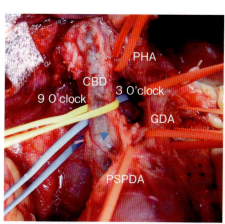 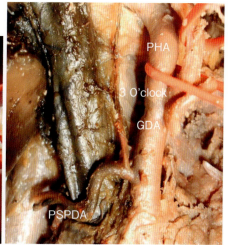

図 3 総胆管周囲の解剖
PSPDA から 3 O'clock artery と 9 O'clock artery が総胆管に分布する。
a：術中写真
b：ホルマリン固定標本

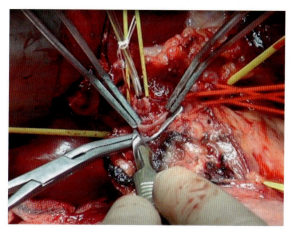

図 4 十二指腸側の総胆管断端迅速診断標本の採取
胆管の両端をしっかり把持して全層で確実に標本を採取する。

III. 十二指腸側胆管の追加切除

前述のごとく十二指腸側胆管の追加切除は胆管断端で中等度以上の異形上皮や上皮内癌が陽性となった場合に行っている。PSPDA からは総胆管に分布する 3 O'clock artery, 9 O'clock artery を結紮切離し総胆管囊腫切除術の要領で総胆管を膵実質から剥離していく。この際膵臓からの小血管を確実に結紮切離する。膵実質を損傷すると術後膵液瘻の原因になるため愛護的な操作が必要である。PSPDA を切離すると視野が広くなり胆管の膵実質からの剥離が容易になるが，術後膵液瘻による仮性動脈瘤形成の危険性が伴うためわれわれは可及的に温存して胆管の剥離を行っている。

通常 PSPDA の走行ラインよりも 2 cm ほど膵内まで胆管の剥離切離が行える（図5）。

IV. 十二指腸側胆管追加切除の問題点

R0 切除の切除後成績が R1 切除のものよりも良好であることに異論はないが，たとえ上皮内癌が遺残したとしても予後や再発には関与しないとの報告も散見される[6〜8]。そのため，すでに膵内へ掘り込んで膵内胆管を切離している場合など，さらなる合併症の発生が危惧される場合にはあえて追加切除を施行せず，術後に放射線の外照射を行うことも考慮している。

また，追加切除する際に実際何 mm 切除すればよいかというエビデンスは存在しない。実際には追加切除検体を迅速診断に出してさらに追加切除を行わなければならないこともある。とくに高度異型上皮，上皮内癌は上皮を 40 mm 以上連続性に這って広がっていることがあり，このような場合は断端を完全に陰性化することは困難である[1]。

さらに複数個のリンパ節転移を認める症例は元々予後が悪いため，十二指腸側断端の追加切除が予後改善効果を示さないこともあるので総合的に追加切除の是非について判断している。

おわりに

胆管癌における十二指腸側の胆管断端癌陽性時の追加切除について述べた。胆管断端における上皮内癌の術前診断は依然困難であり，連続性があるため追加切

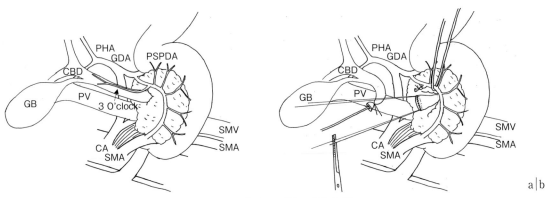

図 5 胆管十二指腸側断端の追加切除
a：十分な Kocher の授動を行い膵頭部を完全に脱転する。PSPDA を露出させ PSPDA から分岐する 3 O'clock artery を切離する。
b：愛護的に胆管を膵実質から剝離する。細かい血管が胆管に流入するのですべて結紮切離する。PSPDA を切離すると視野が広くなり剝離しやすくなるがテープで牽引しながら剝離を行い可及的に温存している。

除しても再度癌陽性となる可能性もある。追加切除が必要ないという報告も散見されるが逆に5年以上経過すると局所再発するという報告もあるため[9]，現時点では積極的に追加切除を行っている。

一方，神経周囲浸潤など間質での胆管断端癌陽性例では，胆管のみの追加切除では癌を陰性化することは困難であるため PD の併施を考慮しなければならない。膵内胆管の追加切除では膵実質の損傷から膵液瘻の発生も危惧されるため，胆管断端癌陽性部位が上皮なのか間質なのか，さらには肝臓側胆管断端の状況やリンパ節転移の状況も十分考慮したうえで，全体として R0 切除が見込まれる場合のみ追加切除の実施について検討したほうがよいと思われる。

参 考 文 献

1) Shimada H, Niimoto S, Matsuba A, et al.: The infiltration of bile duct carcinoma along the bile duct wall. Int Surg **73**: 87-90, 1988.
2) 胆道癌診療ガイドライン作成委員会編：エビデンスに基づいた胆道癌診療ガイドライン，医学図書出版，2007
3) Endo I, House MG, Klimstra DS, et al.: Clinical significance of intraoperative bile duct margin assessment for hilar cholangiocarcinoma. Ann Surg Oncol **15**: 2104-2112, 2008.
4) Ebata T, Yokoyama Y, Igami T, et al.: Review of hepatopancreatoduodenectomy for biliary cancer: an extended radical approach of Japanese origin. J Hepatobiliary Pancreat Sci **21**: 550-555, 2014.
5) Shingu Y, Ebata T, Nishio H, et al.: Clinical value of additional resection of a margin-positive proximal bile duct in hilar cholangiocarcinoma. Surgery **147**: 49-56, 2010.
6) Higuchi R, Ota T, Araida T, et al.: Prognostic relevance of ductal margins in operative resection of bile duct cancer. Surgery **148**: 7-14, 2010.
7) Igami T, Nagino M, Oda K, et al.: Clinicopathologic study of cholangiocarcinoma with superficial spread. Ann Surg **249**: 296-302, 2009.
8) Wakai T, Shirai Y, Moroda T, et al.: Impact of ductal resection margin status on long-term survival in patients undergoing resection for extrahepatic cholangiocarcinoma. Cancer **103**: 1210-1216, 2005.
9) Nakanishi Y, Kondo S, Zen Y, et al.: Impact of residual in situ carcinoma on postoperative survival in 125 patients with extrahepatic bile duct carcinoma. J Hepatobiliary Pancreat Sci **17**: 166-173, 2010.

* * *

特集

R0切除をめざした胆管癌の術前・術中・術後における診断・治療の工夫

胆道癌に対する術後補助療法の意義と適応

高舘 達之[1]・中川 圭[1]・益田 邦洋[1]・深瀬 耕二[1]・林 洋毅[1]・海野 倫明[1]

要旨:胆道癌は予後不良な疾患であり,外科的切除が根治を望める唯一の治療法であるが,根治切除は容易ではなく,切除後の再発率も高い。そのため化学療法や放射線治療を組み合わせた集学的治療の効果が期待されるが,いまのところ高いエビデンスをもって推奨される補助療法はない。これまでの補助療法に関するメタアナリシスから,リンパ節転移陽性例や切除断端陽性例で補助療法の有効性が示唆されている。いくつかの術後補助療法第Ⅲ相試験が行われているが,BILCAP試験ではper-protocol set解析で,切除後カペシタビン療法による予後延長効果が認められている。また現在本邦では術後S-1療法の第Ⅲ相試験(JCOG1202試験)が進行中であり,結果が待たれる。

Key words:胆道癌,補助化学療法,集学的治療

はじめに

胆道癌は依然として予後不良な疾患であり,現在の標準治療は根治治療として癌遺残のない切除をめざすことのみである。しかし,根治切除は侵襲も大きく容易でない。また根治切除を得ても再発率は高い[1]。そのため化学療法や放射線治療を含めた集学的治療の効果が期待される[2,3]。しかし胆道癌は欧米での罹患数が少ないことや,根治手術の侵襲により術後補助療法の完遂が容易でないこともあり,大規模な無作為比較試験は少なく,エビデンスに乏しい[4-6]。

本稿では胆道癌の術後補助療法について,これまでに報告された第Ⅲ相試験の結果を中心に概説する。

Ⅰ. 胆道癌の治療方針

胆道癌は外科的切除が根治を望める唯一の治療法であるため,切除可能な症例ではR0をめざして切除を行い,切除不能な胆道癌に対しては,化学療法や放射線治療を行うことが標準治療とされている[7,8]。切除可能と切除不能の判断は,病変の進展による腫瘍因子以外にも,肝切除を伴う侵襲の大きい手術が多いため,全身状態や残肝機能などの患者因子によっても判断しなければならない。腫瘍因子として遠隔転移は切除不能と判断されるが,局所進展による切除不能因子については施設間の判断に差は大きく,現段階ではコンセンサスが得られていない[7]。

1998年から2004年の全国胆道癌登録[1]によると,胆道癌の切除率は72.8%(胆嚢癌68.8%,肝外胆管癌70.2%,十二指腸乳頭部癌89.4%)で,そのうちの治癒切除率は72.7%(胆嚢癌68.7%,肝外胆管癌68.1%,十二指腸乳頭部癌93.0%)にとどまる。また切除例でも5年生存率は胆嚢癌で41.6%,肝外胆管癌で33.1%,十二指腸乳頭部癌で52.8%と低く,予後不良である。胆道癌の治療成績向上のためには,手術のみならず,化学療法や放射線治療を組み合わせた集学的治療に期待が寄せられるが,いまのところ高いエビデンスをもって推奨される術後補助療法はない[7]。

Ⅱ. 切除不能胆道癌の治療

多くの癌種において,術後の補助化学療法として候補となるレジメンは,切除不能症例でその有効性が確

Indication and Utility of Adjuvant Therapy for Biliary Tract Cancer
Tatsuyuki Takadate et al
1) 東北大学消化器外科(〒980-8574 仙台市青葉区星陵町1-1)

認されている。本邦ではgemcitabine（GEM）が2006年に，テガフール・ギメラシル・オテラシルカリウム配合剤（S-1）が2008年に胆道癌に対して保険適応となっており，これらをキードラッグとして，さまざまな薬剤との組み合わせが検討されている。

切除不能胆道癌に対しては，2010年にイギリスからGEM単剤とGEM＋シスプラチン（CDDP）併用療法（GC療法）の第Ⅲ相試験（ABC-02試験）の結果が報告された[9]。410例（GEM群206例，GC群204例）が登録され，生存期間中央値がGEM群の8.1ヵ月に対して，GC群で11.7ヵ月（ハザード比：0.64，95％信頼区間：0.52-0.80，$P<0.001$）と有意に良好であった。その後日本でも同じレジメンを用いた第Ⅱ相試験（BT22試験）が行われ[10]，有意差はつかなかったものの，生存期間中央値でGEM群の7.7ヵ月に対して，GC群で11.2ヵ月と，ABC-02試験と同様の傾向を認めた。これらの結果から，現在の切除不能胆道癌に対する標準治療はGC療法と考えられている[7]。

本邦ではGEM＋S-1の併用療法（GS療法）が期待され，S-1単剤とGS療法の第Ⅱ相試験（JCOG0805試験）が行われた[11]。奏効率，生存期間中央値，1年生存率が，S-1単剤に対してGS療法で有意に良好であり，その結果から，現在の標準治療であるGC療法とGS療法を比較する第Ⅲ相試験（JCOG1113試験）が実施された[12]。354人（GC群175人，GS群179人）が登録され，生存期間中央値はGC療法で13.4ヵ月，GS療法で15.1ヵ月（ハザード比：0.945，90％信頼区間：0.777-1.149）で，GC療法に対するGS療法の非劣性が証明され，2018年のアメリカ臨床腫瘍学会（ASCO）のGastrointestinal Cancers Symposiumで報告された。今後はGC療法またはGS療法を症例によって使い分けることが可能になると考えられる。

Ⅲ．胆道癌の術後補助療法

術後補助療法については，胆道癌診療ガイドライン改訂第2版[7]では「現時点では推奨されるレジメンはなく，術後補助療法は試験的治療という位置づけの元で慎重に実施すべきである」と記載されている。米国のNational Comprehensive Cancer Network（NCCN）ガイドライン[8]でも，R0切除後は経過観察，またはフッ化ピリミジン系薬剤を用いた放射線化学療法，またはフッ化ピリミジン系薬剤やGEMを用いた化学療法，または臨床試験，と記載されているが，放射線化学療法や化学療法についてはデータが少なく，標準的なレジメンが規定できず，臨床試験で行うことが推奨

されている。Horganら[13]は1960年から2010年に報告された胆道癌術後補助療法に関する20編のメタアナリシスを行っており，手術単独群と術後補助療法群で生存期間に有意差はなかったが，リンパ節転移陽性例や組織学的切除断端陽性（R1）症例では，術後補助療法が有益であったと報告している。

近年，化学療法を中心とした補助療法の第Ⅲ相試験の結果も少しずつ報告されてきている（表1）。

2002年にTakadaら[14]は膵・胆道癌436例（膵癌158例，胆管癌118例，胆嚢癌112例，乳頭部癌48例）に対して，手術単独群と術後補助化学療法としてMitomycin C（MMC）＋5-fluorouracil（5-FU）併用療法（MF療法）を施行した群を比較する第Ⅲ相試験を報告した。疾患ごとの解析では，膵癌，胆管癌，乳頭部癌では5年生存率に有意な差は認めなかったが，胆嚢癌では手術単独群の14.4％に対して，MF群で26.0％と良好であった（$P=0.037$）。しかし根治切除症例のみで検討すると，すべての疾患で5年生存率に有意差は認められなかった。

2012年にNeoptolemosら[15]は，乳頭部癌や胆管癌を含む傍乳頭部腺癌を対象に，手術単独群と，術後5-FU＋folinic acid療法群，術後GEM群を比較した第Ⅲ相試験（ESPAC-3試験）を報告した。428例（乳頭部癌297例，胆管癌96例，その他35例）が登録され，手術単独群144例，5-FU＋folinic acid療法群143例，GEM群141例に割り付けられた。生存期間中央値は手術単独群で35.2ヵ月，化学療法群で43.1ヵ月（ハザード比：0.86，95％信頼区間：0.66-1.11，$P=0.25$）と有意差は認めなかった。しかし予後因子による多変量解析では，手術単独群に対して化学療法群でハザード比0.75（95％信頼区間：0.57-0.98，$P=0.03$），またGEM群でハザード比0.70（95％信頼区間：0.51-0.97，$P=0.03$）と予後良好であった。

本邦からは肝外胆管癌を対象に，手術単独群と術後GEM群を比較する第Ⅲ相試験（BCAT試験）が報告された[16]。225例が登録され，手術単独群108例，GEM群117例に割り付けられた。生存期間中央値は手術単独群が63.8ヵ月，GEM群が62.3ヵ月（ハザード比：1.01，95％信頼区間：0.70-1.45，$P=0.964$），また無再発生存期間中央値も手術単独群で39.9ヵ月，GEM群で36.0ヵ月（ハザード比：0.93，95％信頼区間：0.66-1.32，$P=0.693$）といずれも有意差は認められなかった。

本稿執筆時点でまだ論文化には至っていないが，2017年のASCOで補助化学療法の二つの試験の結果が報告されている。フランスで肝内胆管癌，肝外胆管癌，胆嚢癌を対象に，手術単独群と術後GEM＋オキ

表1 胆道癌術後補助化学療法の第Ⅲ相試験

Regimen	試験名	国	対象疾患	(予定)症例数	主要評価項目	報告年	結果
MMC+5-FU vs surgery alone		日本	膵癌 胆管癌 胆囊癌 乳頭部癌	508	全生存期間	2002年	per protocol set 解析で胆囊癌でのみ予後延長
GEM vs 5FU+folinic acid vs surgery alone	ESPAC-3	イギリス	胆管癌 乳頭部癌	428	全生存期間	2012年	多変量解析で化学療法群で予後延長
GEM vs surgery alone	BCAT	日本	肝外胆管癌	225	全生存期間	2018年	有意差なし
GEMOX vs surgery alone	PRODIGE 12-ACCORD 18	フランス	肝内胆管癌 肝外胆管癌 胆囊癌	196	無再発生存期間		有意差なし
Capecitabine vs surgery alone	BILCAP	イギリス	肝内胆管癌 肝外胆管癌 胆囊癌	447	2年生存率		per protocol set 解析で予後延長
S-1 vs surgery alone	JCOG1202 ASCOT	日本	胆道癌	440	全生存期間		
GC vs surgery alone	ACTICCA-1	ドイツ	胆道癌	440	無再発生存期間		

MMC：Mitomycin C, GEMOX：GEM+Oxaliplatin, GC：GEM+CDDP

サリプラチン併用療法（GEMOX療法）を比較した第Ⅲ相試験（PRODIGE 12-ACCORD 18試験）が行われた[17]。196例が登録され，無再発生存期間中央値は手術単独群で22ヵ月，GEMOX群で30.4ヵ月（ハザード比：0.83，95%信頼区間 0.58-1.19，$P=0.31$）と有意差は認められなかった。イギリスでは肝内胆管癌，肝外胆管癌，胆囊癌を対象に，手術単独群と術後カペシタビン群を比較した第Ⅲ相試験（BILCAP試験）が行われた[18]。447例（肝内胆管癌84例，肝門部領域胆管癌128例，遠位胆管癌156例，胆囊癌79例）が登録され，手術単独群224例とカペシタビン群223例に割り付けられた。Intent-to-treat解析（ITT解析）では生存期間中央値は，手術単独群で36ヵ月，カペシタビン群で51ヵ月（ハザード比：0.80，95%信頼区間：0.63-1.04，$P=0.097$）とカペシタビンの有意を証明できなかったが，per-protocol set（PPS）解析では，430例（手術単独群220例，カペシタビン群210例）が解析され，生存期間中央値が手術単独群で36ヵ月に対し，カペシタビン群で53ヵ月（ハザード比：0.75，95%信頼区間：0.58-0.97，$P=0.028$）と有意に予後良好であった。

これまでの結果をまとめると，ESPAC-3試験とBILCAP試験は，試験としてはnegativeと判断せざるを得ないものの，それぞれ術後補助療法が有用である可能性が探索的に示された。しかしESPAC-3試験で効果が期待されたGEMは，BCAT試験でその有益性が否定される結果に終わっている。特定の予後因子存在下での有用性が再検証されない限り，胆道癌の術後にGEM療法を選択することは困難となった。BILCAP試験はITT解析ではないものの，PPS解析では術後カペシタビン療法が予後の延長効果を示しており，今後は欧米を中心に補助療法として施行される可能性がある。本邦では残念ながらカペシタビンの胆道癌への保険適応はなく，本試験結果を受けて適応拡大への歩みがとられることを期待したい。

現在進行中の第Ⅲ相試験としては，本邦で行われている，胆道癌治癒切除例における手術単独群と術後S-1療法の比較試験（JCOG1202試験）[19]，またドイツで行われている，手術単独群とGC療法の比較試験（ACTICCA-1試験）[20]があり，結果が待たれる。

Ⅳ．術後補助療法の意義と適応

胆道癌と同様に手術侵襲が大きく，根治切除後も再発率が高く，予後不良な難治癌である膵癌において

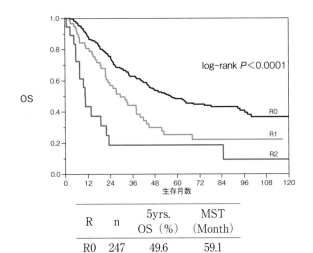

図1 根治度別の生存期間

R	n	5yrs. OS（%）	MST (Month)
R0	247	49.6	59.1
R1	60	25.2	29.7
R2	18	18.5	10.9

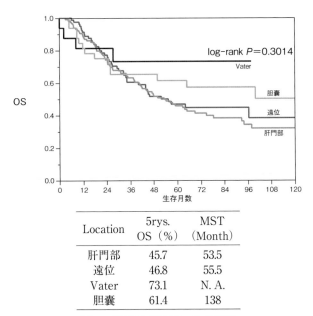

図2 胆道癌部位別の生存期間

Location	5rys. OS（%）	MST (Month)
肝門部	45.7	53.5
遠位	46.8	55.5
Vater	73.1	N.A.
胆囊	61.4	138

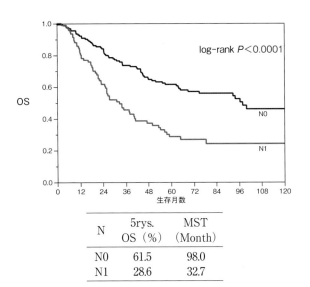

図3 リンパ節転移の有無による生存期間

N	5rys. OS（%）	MST (Month)
N0	61.5	98.0
N1	28.6	32.7

は，術後補助療法による生存期間の有意な延長が複数のRCTによって確認されている[21]。そのため膵癌診療ガイドラインでは，根治切除が行われた膵癌に対する術後補助化学療法は高いエビデンスをもってすすめられており，現在の標準治療として行われている。しかしこれまで述べてきた通り，胆道癌では術後補助療法のエビデンスはいまだ構築されていない。

2002年から2011年に当科で手術を施行した胆道癌症例（肝門部領域胆管癌：162例，遠位胆管癌：97例，胆囊癌：50例，乳頭部癌：16例）で生存期間の解析を行った。まず根治度ごとに生存期間を比較すると，R1症例は生存期間中央値（MST）29.7ヵ月，R2症例はMST 10.9ヵ月と，R0症例のMST 59.1ヵ月に比べて予後不良であった（$P<0.0001$）（図1）。そのためR1，R2症例に対しては何らかの補助療法が必要となる可能性があるが，安全性や有効性についてまだ探求が必要である。R0症例について部位別に生存期間を比較すると（図2），有意差はないものの，肝門部領域胆管癌，遠位胆管癌は予後が悪く，術後補助療法の必要性がより高いと考えられた。またR0症例において，リンパ節転移の有無で生存期間を比較すると（図3），リンパ節転移陽性症例はMST 32.7ヵ月と，リンパ節転移陰性症例のMST 98.0ヵ月に比べて非常に予後不良であり（$P<0.0001$），リンパ節転移陽性症例に対しての術後補助療法の探求は急務であると考える。以上当科の胆道癌症例の検討では，R1，R2症例では術後に化学療法が望ましいと考えられ，またR0症例でもリンパ節転移陽性例はとくに予後が不良であり，術後補助療法の必要性が高いと考える。部位別では肝門部領域胆管癌や遠位胆管癌で，術後補助療法が必要な可能性が示唆された。これらの結果をもとに，術後補助療法のエビデンスを創出すべく，臨床研究に臨んでいきたい。

おわりに

胆道癌の術後補助療法について，化学療法を中心に概説した。リンパ節転移陽性例や組織学的切除断端陽性例に対する補助療法の有効性，また術後カペシタビン療法の有効性が期待されているが，現時点では高いエビデンスで推奨される補助療法のレジメンはない。現在進行中の試験の結果も期待されるが，胆道癌症例の多い本邦から，質の高いエビデンスを創出することが求められている。

参考文献

1) Miyakawa S, Ishihara S, Horiguchi A, et al.: Biliary tract cancer treatment: 5,584 results from the Biliary Tract Cancer Statistics Registry from 1998 to 2004 in Japan. J Hepatobiliary Pancreat Surg 16: 1-7, 2009.
2) 中川 圭, 片寄 友, 深瀬耕二, ほか:【新たに定義された"肝門部領域胆管癌"の診断と治療】外科治療と内科治療 術前術後補助療法. 胆と膵 37: 95-99, 2016.
3) 中川 圭, 片寄 友, 深瀬耕二, ほか:【胆膵腫瘍に対する術前治療と切除前後の効果判定法】肝外胆管癌に対する術前治療と効果判定法. 胆と膵 38: 453-458, 2017.
4) 奥坂拓志, 森実千種, 池田公史: 胆道癌に対する化学療法の進歩. 胆道 30: 850-863, 2016.
5) 深瀬耕二, 林 洋毅, 片寄 友, ほか:【癌の補助療法アップデート】胆道癌 補助化学療法についての今後の展望. 臨外 69: 712-717, 2014.
6) 仲地耕平, 奥坂拓志, 小西 大, ほか:【肝胆膵・術後病態を学ぶ】胆道癌・膵癌・膵嚢胞性腫瘍の術後化学療法・経過観察 胆道癌術後補助化学療法. 肝胆膵 69: 51-56, 2014.
7) 胆道癌診療ガイドライン作成委員会: エビデンスに基づいた胆道癌診療ガイドライン改訂第2版. 医学図書出版, 2014.
8) NCCN: National Comprehensive Cancer Network (NCCN) Clinical Practice Guidelines in Oncology Hepatobiliary cancers Version 1. 2018. https://www.nccn.org/professionals/physician_gls/pdf/hepatobiliary.pdf, 2018.
9) Valle J, Wasan H, Palmer DH, et al.: Cisplatin plus gemcitabine versus gemcitabine for biliary tract cancer. N Engl J Med 362: 1273-1281, 2010.
10) Okusaka T, Nakachi K, Fukutomi A, et al.: Gemcitabine alone or in combination with cisplatin in patients with biliary tract cancer: a comparative multicentre study in Japan. Br J Cancer 103: 469-474, 2010.
11) Takashima A, Morizane C, Ishii H, et al.: Randomized phase II study of gemcitabine plus S-1 combination therapy vs. S-1 in advanced biliary tract cancer: Japan Clinical Oncology Group Study (JCOG0805). Jpn J Clin Oncol 40: 1189-1191, 2010.
12) Mizusawa J, Morizane C, Okusaka T, et al.: Randomized Phase III study of gemcitabine plus S-1 versus gemcitabine plus cisplatin in advanced biliary tract cancer: Japan Clinical Oncology Group Study (JCOG1113, FUGA-BT). Jpn J Clin Oncol 46: 385-388, 2016.
13) Horgan AM, Amir E, Walter T, et al.: Adjuvant therapy in the treatment of biliary tract cancer: a systematic review and meta-analysis. J Clin Oncol 30: 1934-1940, 2012.
14) Takada T, Amano H, Yasuda H, et al.: Is postoperative adjuvant chemotherapy useful for gallbladder carcinoma? A phase III multicenter prospective randomized controlled trial in patients with resected pancreaticobiliary carcinoma. Cancer 95: 1685-1695, 2002.
15) Neoptolemos JP, Moore MJ, Cox TF, et al.: Effect of adjuvant chemotherapy with fluorouracil plus folinic acid or gemcitabine vs observation on survival in patients with resected periampullary adenocarcinoma: the ESPAC-3 periampullary cancer randomized trial. JAMA 308: 147-156, 2012.
16) Ebata T, Hirano S, Konishi M, et al.: Randomized clinical trial of adjuvant gemcitabine chemotherapy versus observation in resected bile duct cancer. Br J Surg 105: 192-202, 2018.
17) Edeline J, Bonnetain F, Phelip JM, et al.: Gemox versus surveillance following surgery of localized biliary tract cancer: Results of the PRODIGE 12-ACCORD 18 (UNICANCER GI) phase III trial. J Clin Oncol 35 suppl: 225, 2017.
18) Primrose JN, Fox RP, Palmer D, et al.: Adjuvant capecitabine for biliary tract cancer: the BILCAP randomized study. J Clin Oncol 35 suppl: 4006, 2017.
19) Ikeda K, Nakachi M, Konishi S, et al.: A randomized phase III trial comparing adjuvant chemotherapy with S-1 vs surgery alone in patients with resectable biliary tract cancer: JCOG 1202 (ASCOT). J Clin Oncol 35 suppl: 4144, 2017.
20) Siein A, Arnold D, Bridgewater J, et al.: Adjuvant chemotherapy with gemcitabine and cisplatin compared to observation after curative intent resection of cholangiocarcinoma and muscle invasive gallbladder carcinoma (ACTICCA-1 trial): a randomized, multidisciplinary, multinational phase III trial. BMC Cancer 15: 564, 2015.
21) 日本膵臓学会膵癌診療ガイドライン改訂委員会（編）: 膵癌診療ガイドライン 2016年版. 金原出版, 2016.

* * *

胆と膵 35巻臨時増刊特大号

医学図書出版ホームページでも販売中
http:www.igakutosho.co.jp

膵炎大全
～もう膵炎なんて怖くない～
企画：伊藤 鉄英

膵臓の発生から解剖、先天性異常から膵炎の概念、分類、様々な成因で惹起される膵炎のすべてを網羅した1冊！
これを読めば「もう膵炎なんて怖くない！」

巻頭言

I. 膵の発生と奇形
- 膵臓の発生と腹側・背側膵
- 膵の発生と形成異常―膵管癒合不全を中心に―
- 膵・胆管合流異常
- 先天性膵形成不全および後天性膵体尾部脂肪置換
- コラム①：異所性膵
- コラム②：膵動静脈奇形

II. 膵炎の概念と分類
- 急性膵炎発症のメカニズム
- 膵炎の疫学―全国調査より―
- 急性膵炎の診断基準、重症度判定、初期診療の留意点～Pancreatitis bundles～
- 急性膵炎の重症化機序
- 慢性膵炎臨床診断基準および早期慢性膵炎の概念
- 慢性膵炎に伴う線維化機構

III. 膵炎の診断
- 膵炎診断のための問診・理学的所見の取り方
- 膵炎診断のための生化学検査
- 急性膵炎/慢性膵炎診断のための画像診断の進め方
- 膵炎における膵内分泌機能検査
- 膵炎における膵外分泌機能検査

IV. 膵炎の治療
- 急性膵炎に対する薬物療法
- 慢性膵炎の病態に応じた薬物治療と臨床的位置づけ
- 膵炎に対する手術適応と手技
- 重症急性膵炎に対する特殊治療―膵局所動注療法とCHDF
- 膵炎に対する内視鏡治療―経乳頭インターベンションからネクロゼクトミーまで
- 膵炎に対する生活指導および栄養療法
- 膵性糖尿病の病態と治療
- 膵石を伴う膵炎に対するESWL

V. 膵炎各論
- アルコール性膵炎
- 胆石性急性膵炎
- 遺伝性膵炎・家族性膵炎
- 薬剤性膵炎
- 高脂血症に伴う膵炎
- ERCP後膵炎
- 肝移植と急性膵炎
- ウイルス性急性膵炎
- 術後膵炎
- 高カルシウム血症に伴う膵炎
- 虚血性膵炎
- Groove膵炎
- 腫瘤形成性膵炎
- 腹部外傷による膵損傷（膵炎）
- 妊娠に関わる膵炎
- 膵腫瘍による閉塞性膵炎：急性膵炎は小膵癌や悪性膵管内乳頭粘液性腫瘍の診断契機か？
- 自己免疫性膵炎
- 炎症性腸疾患に伴う膵炎
- コラム③：膵性胸水・腹水
- コラム④：Hemosuccus pancreaticus
- コラム⑤：嚢胞性線維症に伴う膵障害

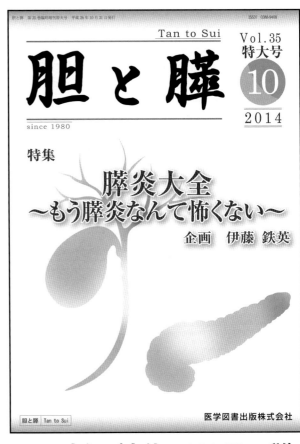

定価（本体 5,000円＋税）

特集 R0切除をめざした胆管癌の術前・術中・術後における診断・治療の工夫

胆道癌R1外科切除に対する術後補助化学療法の効果

村上　義昭[1]・上村健一郎[1]・近藤　成[1]・中川　直哉[1]
岡田健司郎[1]・瀬尾　信吾[1]・末田泰二郎[1]

要約：胆道癌R1外科切除に対する術後補助化学療法の効果について，当科の胆道癌切除症例の検討を中心に概説した。当科における術後補助化学療法適応胆道癌切除症例274例の予後因子の検討では，R1切除，リンパ節転移陽性，術後gemcitabine＋S-1（GS）補助化学療法なしなどの因子が胆道癌の独立した予後不良因子として抽出された。また，胆道癌R1切除症例72例の検討では，リンパ節転移陽性，術後GS補助化学療法なしが有意な独立した予後不良因子で，術後GS補助化学療法は，R0切除胆道癌と同様に，R1切除胆道癌症例の予後を有意に（$P<0.001$）改善させた。以上の結果より，術後GS補助化学療法は，R1切除胆道癌症例の予後向上に寄与する有用な術後補助化学療法であることが示唆され，今後は，術後GS補助化学療法を含め前向き無作為比較試験による有用な胆道癌に対する術後補助療法の確立が望まれる。

Key words：胆道癌，R1切除，術後gemcitabine＋S-1化学療法

はじめに

本邦における胆道癌の罹患患者は，年間2～3万人と推計されているが，その5年生存率は膵癌に次いで不良で，切除不能症例を含めた全胆道癌の5年生存率は約23％とされている。また，胆道癌においても，他の消化器癌と同様に，化学療法，放射線療法などの非手術的治療で根治は期待できず，胆道癌の長期生存のためには外科的切除が必須とされている。しかし，胆道癌に対し外科的完全切除を企図しても，門脈・肝動脈などの重要血管に隣接する胆道癌手術においては，切除組織に腫瘍が露出する組織学的非治癒切除（R1切除）に終わる症例をしばしば経験する。R1切除は胆道癌切除症例の重要な予後不良因子となることは多くの報告にみられ，外科的切除においてはR1切除の遂行はもっとも重要な因子の一つである[1,2]。われわれ外科医は，本誌の他稿の報告にもみられるように，術前診断の工夫，手術における拡大肝切除・血管合併切除などにより，胆道癌に対する組織学的完全切除（R0切除）率の向上をめざしてきたが，すべての症例にR0切除を完遂することは困難であり，胆道癌high volume centerにおいてもいまだ20～30％のR1切除症例が存在するのが実情である[1,2]。最近，胆道癌においても，gemcitabine（GEM），cisplatin，S-1などの抗癌剤の切除不能・再発胆道癌に対する有効性が無作為比較試験で証明され[3,4]，これら抗癌剤を用いた術後補助化学療法のR1切除胆道癌の生存率向上に対する効果が期待される。当科では，進行胆道癌切除症例を対象として，術後補助化学療法を積極的に施行してきたが，本稿では，当科での胆道癌に対する術後補助化学療法の成績とともに，胆道癌に対する術後補助化学療法の効果を，とくにR1切除胆道癌を中心に概説する。

Usefulness of Adjuvant Chemotherapy for Patients with Biliary Carcinoma who Underwent R1 Resection
Yoshiaki Murakami et al
1) 広島大学大学院医歯薬保健学研究科外科学
　（〒734-0037 広島市南区霞1-2-3）

I. 胆道癌術後補助化学療法の適応とその方法

日本肝胆膵外科学会による本邦における全国の2008年から2013年までの胆道癌切除登録症例の解析報告によると，胆囊癌，肝門部領域胆管癌，遠位胆管癌，十二指腸乳頭部癌の5年生存率は，それぞれ，39.8％，24.2％，39.1％，61.3％と報告されており[5]，十二指腸乳頭部癌を除いてはその成績は必ずしも満足すべき成績ではない。これらの成績は，胆道癌の術後補助化学療法の有効性が証明されていない2013年以前の症例の解析結果であることより，胆道癌に対する手術単独の治療成績と推察されるが，いずれにしろ，胆道癌に対する治療における手術単独での治療成績は十分とはいえず，他の消化器癌と同様に有効な術後補助療法の確立が期待される。

当科では，後述するように，胆道癌術後の予後改善をめざして，胆道癌術後に積極的に術後補助化学療法を導入してきたが，術後補助化学療法導入以前の手術単独による胆道癌切除症例の長期治療成績より，胆道癌術後症例に対する術後補助療法の適応を解析した。胆道癌術後症例の中にも，その最終的病期が浅い症例はその長期予後も良好であり，これらの症例に対する術後補助療法の施行は不要と考えられ，医療経済的にもそのメリットは少ないことより，それぞれの胆道癌における病期を考慮し胆道癌術後補助化学療法の適応を決定した。その詳細は拙著を参照していただきたいが，その結果としては，胆道癌取扱い規約第6版に従うと，肝内胆管癌ではStage Iまでの症例，胆囊癌ではリンパ節転移を伴わない漿膜下浸潤を伴うStage IIまでの症例，肝門部領域胆管癌ではリンパ節転移を伴わないm，fm浸潤を伴うStage Iまでの症例，遠位胆管癌ではリンパ節転移を伴わないm，fm浸潤を伴うStage IAまでの症例，十二指腸乳頭部癌ではリンパ節転移を伴わないm，od浸潤を伴うStage IBまでの症例ではその長期生存率は良好であり，これらの結果より，肝内胆管癌Stage II以上の症例，胆囊癌Stage III以上の症例，肝門部領域胆管癌Stage II以上の症例，遠位胆管癌Stage IB以上の症例，十二指腸乳頭部癌Stage II以上の症例が術後補助化学療法の適応とした[6]。これらの胆道癌における長期成績は，前述した日本肝胆膵外科学会による本邦の胆道癌登録症例の長期成績とも合致するものであり[5]，胆道癌術後補助化学療法の適応としては妥当ではないかと考えている。なお，後述するように組織学的非治癒切除となった胆

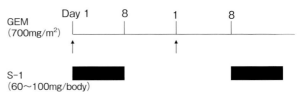

図1 当科における術後GEM＋S-1補助化学療法

道癌術後症例の予後は不良であることより，病期の浅い症例においてもR1切除となった症例も術後補助化学療法の適応と考えているが，現時点ではこのような症例は経験していない。

胆道癌に対して効果が証明されている抗癌剤は少なく，本邦においても胆道癌に対して保険適応となっている抗癌剤はGEM，cisplatin，S-1の3剤のみである。切除不能・再発胆道癌においては，海外で施行された無作為比較試験（ABC-02試験）の結果によりGEM＋cisplatinによる化学療法（GC療法）が標準治療として施行されてきたが[3]，最近，本邦で施行されたJCOG1113試験により切除不能・再発胆道癌におけるGC療法に対するGEM＋S-1による化学療法（GS療法）の非劣性が証明され[4]，切除不能・再発胆道癌では，一次治療としてGC療法，GS療法の二つのオプションが推奨されることとなった。術後補助化学療法としても切除不能・再発胆道癌に有効なこれらのレジメンの使用が考えられるが，当科では多くの膵癌症例での術後補助化学療法の使用経験での安全性をもとに[7,8]，胆道癌症例に対しても術後GS補助化学療法を施行してきた。その方法は図1に示す通りで，胆道癌症例では肝葉切除，膵頭十二指腸切除などの過大な手術侵襲を伴うことを考慮し，GEM 700 mg/m^{2}をday 1に，S-1 60～100 mg/bodyをday 1～7に投与し，その後1週間休薬する2週1クールのレジメンを12クール（6ヵ月）施行する方法を施行してきた。その有害事象などの詳細は，他誌を参考にしていただきたいが，肝葉切除症例，膵頭十二指腸切除症例に対しても重大な有害事象も少なく，安全に施行可能な術後補助化学療法であった[9〜11]。

II. 胆道癌切除症例における予後規定因子としてのR1切除の意義

胆道癌術後症例において，R1切除が重要な予後不良の規定因子であることは多くの報告がある。当科でも1990年より肝内胆管癌36例，胆囊癌91例，肝門部領域胆管癌111例，遠位胆管癌96例，十二指腸乳頭部

癌82例の計416例の胆道癌の切除を施行してきたが，術死例，術前化学療法施行症例を除いた，前述した肝内胆管癌 StageⅡ以上の症例，胆嚢癌 StageⅢ以上の症例，肝門部領域胆管癌 StageⅡ以上の症例，遠位胆管癌 StageⅠB以上の症例，十二指腸乳頭部癌 StageⅡ以上の術後補助化学療法適応症例274症例を対象にして，予後因子としてのR1切除の意義について単変量・多変量解析により検討を行った。生存曲線はKaplan-Meier法を用いて作成し，二群間の生存率の検定にはlog-rank testを使用した。また，単変量解析で生存率に有意な差（$P<0.05$）を認めた因子をCox hazard modelによる多変量解析で分析し，有意な独立した予後規定因子の解析を行った。なお，これら274例に対しては，肝葉切除以上の手術，膵頭十二指腸切除術が，それぞれ，110例（40％），134例（49％）に施行され，術後GS補助化学療法は149例（54％）に行われていた。最終組織診断では，リンパ節転移は145例（53％）に認められ，72例（26％）がR1切除となっていた。

表1にこれら274症例の胆道癌切除症例の全生存率における単変量・多変量解析による予後規定因子の解析結果を示すが，単変量解析では，膵頭十二指腸切除術非施行（$P=0.039$），術後GS補助化学療法非施行（$P<0.001$），リンパ節転移あり（$P<0.001$），R1切除施行（$P<0.001$），胆道癌取扱い規約第6版によるpT3,4（$P=0.016$）が，有意に予後不良の因子として抽出された。また，これら5因子を用いて多変量解析を施行すると，R1切除（$P=0.004$）は，他の膵頭十二指腸切除術非施行（$P=0.030$），術後GS補助化学療法非施行（$P<0.001$），リンパ節転移あり（$P<0.001$），胆道癌取扱い規約第6版によるpT3,4（$P<0.001$）とともに有意な独立した予後不良の因子であった。図2に，R0切除症例（n=202），R1切除症例（n=72）のKaplan-Meier法による生存曲線を示すが，R0切除症例，R1切除症例の1・3・5年生存率・生存期間中央値は，それぞれ，83％・58％・47％・52.8ヵ月，74％・35％・24％・22.1ヵ月で，R1切除に終わった胆道癌症例の予後が極めて不良であることがわかる。また，全274症例における術後GS補助化学療法施行・非施行症例の1・3・5年生存率・生存期間中央値は，それぞれ，95％・67％・54％・72.6ヵ月，63％・34％・26％・17.1ヵ月であった（図3）。

これらの結果を総括すると，胆道癌切除症例においては，腫瘍因子では，局所腫瘍進展度の高い症例，リンパ節転移を有する症例は切除後の予後は不良である。手術因子としては，胆道癌切除症例の予後向上のためには，R0切除を達成することは重要であり，また，術後療法として，術後GS補助化学療法の施行は，胆道癌の予後向上に寄与する可能性が示唆される。

Ⅲ．R1切除胆道癌に対する術後GS補助化学療法の効果

前述したようにR1切除となった胆道癌の予後は不良であるが，胆道癌においては，肝内胆管の肝側胆管切除に限界点が存在すること，また，胆道癌周囲に肝動脈・門脈などの温存しなければならない重要血管が近接することなどの理由により，すべての胆道癌にたいしてR0切除を達成することは困難である。術前診断によりR0切除可能と判断しR0切除を企図した手術を施行した胆道癌において，術後最終病理診断においてR1切除となる症例もしばしば経験する。前述したように，当科の検討では，術後GS補助化学療法は胆道癌切除症例の予後を有意に改善していることが示されたが，R1切除に終わった胆道癌に対する術後GS補助化学療法の有効性についてもその効果が期待される。そこで，前述したR1切除となった胆道癌症例72例を対象にして，単変量・多変量解析を用いて，術後GS補助化学療法の効果について検討を行った。表2にその結果を示すが，R1切除となった胆道癌症例72例の単変量解析では，膵頭十二指腸切除術施行（$P=0.047$），肝葉以上切除非施行（$P=0.003$），術後GS補助化学療法非施行（$P<0.001$），リンパ節転移あり（$P=0.018$），胆道癌取扱い規約第6版によるpT3,4（$P=0.008$）が，有意に予後不良の因子として抽出された。これら5因子を用いた多変量解析では，術後GS補助化学療法非施行（$P<0.001$），リンパ節転移あり（$P=0.008$）の2因子のみが，独立した有意な予後規定因子となった。R1切除となった胆道癌症例72例の術後GS補助化学療法施行・非施行別の1・3・5年生存率・生存期間中央値は，それぞれ，95％・58％・36％・45.9ヵ月，49％・8％・8％・11.5ヵ月であり，術後GS補助化学療法は，R0切除となった胆道癌切除症例と同様に（図4a），R1切除となった胆道癌症例に対しても生存率向上の効果が期待できることが示唆された（図4b）。

なお，今回の検討でも示したように，胆道癌切除症例において，リンパ節転移の有無は，全症例，R1切除症例ともに強力な予後規定因子として示された。今回，リンパ節転移陽性胆道癌症例に対する術後GS補助化学療法の効果についても検討を行ったが，術後GS補助化学療法は，リンパ節転移陰性胆道癌のみならず（図5a）リンパ節転移陽性胆道癌においてもその

表 1 胆道癌切除症例の予後因子 (n=274)

因子	単変量解析			多変量解析		
	症例数	生存期間中央値（月）	P値	Hazard Ratio	95% CI	P値
性						
男	188	36.6	0.792			
女	86	41.3				
年齢（歳）						
＜70	134	38.3	0.672			
≧70	140	38.7				
占拠部位						
肝内胆管癌	30	69.7	0.080			
肝門部領域胆管癌	80	36.6				
遠位胆管癌	79	38.7				
十二指腸乳頭部癌	47	63.2				
胆嚢癌	38	17.1				
術前胆道ドレナージ						
有	203	38.3	0.258			
無	71	49.8				
術前門脈塞栓術						
Yes	19	30.7	0.398			
No	255	39.8				
肝葉以上切除						
有	110	36.6	0.714			
無	164	39.8				
膵頭十二指腸切除						
有	134	49.6	0.039	1.0		0.030
無	140	34.9		1.46	1.04-2.06	
術後合併症						
有	94	34.1	0.660			
無	180	43.2				
術後 GS 補助化学療法						
有	149	72.6	＜0.001	1.0		＜0.001
無	125	17.1		3.31	2.40-4.60	
腫瘍分化度						
高分化	113	55.6	0.097			
中・低分化	161	34.1				
リンパ節転移						
有	145	23.4	＜0.001	2.48	1.77-3.49	＜0.001
無	129	73.5		1.0		
根治度						
R1	72	22.1	＜0.001	1.74	1.20-2.51	0.004
R0	202	52.8		1.0		
pT factor*						
pT 2	117	55.6	0.016	1.0		＜0.001
pT 3,4*	157	34.1		1.82	1.31-2.55	
Stage						
ⅠB, Ⅱ, ⅡA, ⅡB	151	64.4	＜0.001			
ⅢA, ⅢB, Ⅳ, ⅣA, ⅣB	123	27.6				

CI：confidence interval, GS：GEM plus S-1
*胆道癌取扱い規約第6版, 原発性肝癌取扱い規約第6版

生存率を有意に改善させた。リンパ節転移陽性胆道癌 145 例における術後 GS 補助化学療法施行（n=78）・非施行（n=67）別の 1・3・5 年生存率・生存期間中央値は，それぞれ，92%・51%・37%・36.4 ヵ月，49%・15%・11%・11.8 ヵ月であり（$P<0.001$, 図 5b），これら 145 例の多変量解析でも術後 GS 補助化学療法は独立した有意な予後規定因子となった。術後 GS 補助化学療法は，予後不良とされるリンパ節転移陽性胆道癌の予後向上にも寄与することが示唆された。

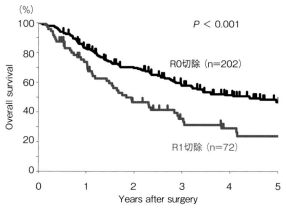

図2 胆道癌切除症例の根治度別の生存曲線 (n=274)

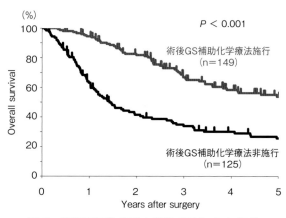

図3 胆道癌切除症例の術後 GEM＋S-1（GS）補助化学療法施行別の生存曲線 (n=274)

表2 胆道癌 R1 切除症例の予後因子 (n=72)

因子	単変量解析			多変量解析		
	症例数	生存期間中央値（月）	P 値	Hazard Ratio	95% CI	P 値
性						
男	45	22.1	0.652			
女	27	18.5				
年齢（歳）						
＜70	38	21.0	0.909			
≧70	34	23.5				
術前胆道ドレナージ						
有	52	19.7	0.226			
無	20	34.9				
術前門脈塞栓術						
Yes	10	28.2	0.876			
No	62	22.1				
肝葉以上切除						
有	42	34.9	0.003	1.0		0.203
無	30	12.3		1.88	0.71-4.96	
膵頭十二指腸切除						
有	18	12.5	0.047	1.48	0.53-4.27	0.459
無	54	28.2		1.0		
術後合併症						
有	28	27.6	0.556			
無	44	20.1				
術後 GS 補助化学療法						
有	38	45.9	＜0.001	1.0		＜0.001
無	34	11.5		3.48	1.80-6.91	
腫瘍分化度						
高分化	25	23.5	0.370			
中・低分化	47	22.1				
リンパ節転移						
有	51	19.7	0.018	3.29	1.35-8.79	0.008
無	21	72.6		1.0		
pT factor*						
pT 2	30	35.2	0.008	1.0		0.070
pT 3,4*	42	14.3		1.74	0.96-3.27	
Stage						
ⅠB, Ⅱ, ⅡA, ⅡB	23	23.5	0.279			
ⅢA, ⅢB, Ⅳ, ⅣA, ⅣB	49	22.1				

CI：confidence interval, GS：GEM plus S-1
*胆道癌取扱い規約第6版, 原発性肝癌取扱い規約第6版

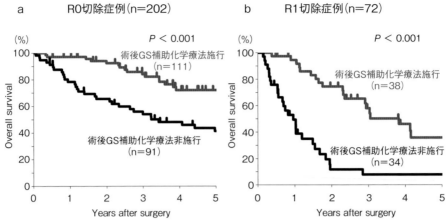

図4 胆道癌 R0・R1 切除症例の術後 GEM + S-1（GS）補助化学療法施行別の生存曲線

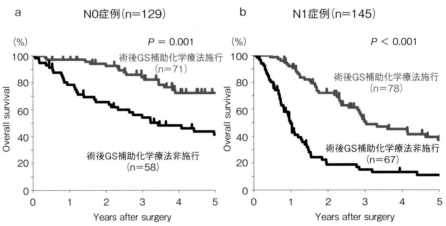

図5 胆道癌リンパ節転移陰性（N0）・陽性（N1）症例の術後 GEM + S-1（GS）補助化学療法施行別の生存曲線

IV．胆道癌 R1 外科切除に対する術後補助化学療法の効果に関する文献的報告

胆道癌切除症例に対する術後補助療法の報告は，後ろ向きの少数例の観察研究の報告は散見されるが，前向きの大規模な無作為比較試験に関する報告は少なく[12]，したがって，術後補助化学療法が真に胆道癌 R1 外科切除症例の予後改善に寄与するという前向きの臨床試験は存在しない。胆道癌の前向きの無作為比較試験としては，最近，二つの多施設共同試験が報告されている。本邦では，肝門部領域胆管癌・遠位胆管癌を対象として，術後 GEM の投与が手術単独治療に対して胆管癌切除症例の予後を改善するかどうかの多施設無作為比較試験（BCAT 試験）が報告されたが，登録症例全 226 例の解析では，GEM 投与群，手術単独群の生存期間中央値は，それぞれ，62.3ヵ月，63.8ヵ月（Hazard ratio 1.01, $P = 0.964$）で，GEM による術後補助化学療法の胆管癌に対する予後改善効果は示せなかった。この試験の報告では，サブグループ解析として胆管癌 R1 切除症例 25 例における GEM による術後補助化学療法の効果の検討も報告されているが，R1 切除症例においても術後 GEM 投与群と手術単独群の間には有意な全生存率の差はなかった（$P = 0.657$）[13]。また，海外からは，2017 年の米国臨床腫瘍学会（ASCO）で，肝内胆管癌・肝門部領域胆管癌・遠位胆管癌・胆嚢癌の胆道癌症例 447 例を対象として，術後 capecitabine 投与群と手術単独群の全生存期間を比較する BILCAP 試験の結果が報告された。この試験では，primary endpoint である臨床試験に登録された全患者群の解析（Intent to treat 解析，ITT 解析）では，capecitabine 群，手術単独群の全生存期間中央値は，それぞれ，51ヵ月，36ヵ月（Hazard ratio 0.80, $P = 0.097$）と統計学的有意には至らなかったが，試験実施計画書を順守して治療された患者群 430 例の解析では，capecitabine 群，手術単独群の全生存期間中央値

は，それぞれ，53ヵ月，36ヵ月（Hazard ratio 0.75，$P=0.028$）であり，また，ITT解析によるリンパ節転移，疾病の程度および性別を調整した感受性解析では，Hazard ratio 0.71，$P<0.01$とcapecitabine群が手術単独群に比べ有意に全生存率が良好であったと報告している。本試験には168人（全症例の38％）のR1切除症例が登録されているが，R1切除症例に対しても術後capecitabineの投与が有用かどうかは不明である[14]。なお，本邦においては，capecitabineは胆道癌に対して保険適応外の薬剤である。

以上の報告と後ろ向きの検討ではあるが当科の術後補助化学療法の検討結果より考えると，胆道癌の術後補助化学療法の抗癌剤の選択としては，GEMよりもフルオロウラシル系抗癌剤の方が有用であるのかもしれない。現在，海外ではGEM+cisplatin[15]，GEM+oxaliplatinなどを用いた胆道癌術後補助化学療法の有用性を検証する無作為比較試験が進行中であるが，とくに，本邦で施行されているS-1を用いた胆道癌術後補助化学療法の多施設共同無作為比較試験（JCOG1202試験）[16]の結果の報告が期待される。

おわりに

以上，胆道癌に対する術後GS補助化学療法の有効性，とくに，R1切除胆道癌に対する術後GS補助化学療法の有効性について当科の成績を中心に述べたが，今回の検討は，当科で経験した症例における後ろ向きの検討であり，各症例群の比較においては多くのバイアスが存在する。術後GS補助化学療法を含め胆道癌に対する術後補助療法の前向きの無作為比較試験によるエビデンスの創出が期待される。

参考文献

1) Nagino M, Ebata T, Yokoyama Y, et al.: Evolution of surgical treatment for perihilar cholangiocarcinoma: a single-center 34-year review of 574 consecutive resections. Ann Surg 258: 129-140, 2013.
2) Murakami Y, Uemura K, Sudo T, et al.: Prognostic Factors After Surgical Resection for Intrahepatic, Hilar, and Distal Cholangiocarcinoma. Ann Surg Oncol 18: 651-658, 2011.
3) Valle J, Wasan H, Palmer DH, et al.: ABC-02 Trial Investigators. Cisplatin plus gemcitabine versus gemcitabine for biliary tract cancer. N Engl J Med 362: 1273-1281, 2010.
4) Morizane C, Okusaka T, Mizusawa J, et al.: Randomized phase III study of gemcitabine plus S-1 combination therapy versus gemcitabine plus cisplatin therapy in advanced biliary tract cancer: A Japan Clinical Oncology Group Study (JCOG1113, FUGA-BT). J Clin Oncol 36 suppl 4S: Abstr 205, 2018.
5) Ishihara S, Horiguchi A, Miyakawa S, et al.: Biliary tract cancer registry in Japan from 2008 to 2013. J Hepatobiliary Pancreat Sci 23: 149-157, 2016
6) Murakami Y, Uemura K, Hayasidani Y, et al.: Indication for postoperative adjuvant therapy in biliary carcinoma based on analysis of recurrence and survival after surgical resection. Dig Dis Sci 54: 1360-1364, 2009.
7) Murakami Y, Uemura K, Sudo T, et al.: Adjuvant gemcitabine plus S-1 chemotherapy after surgical resection for pancreatic adenocarcinoma. Am J Surg 195: 757-762, 2008.
8) Murakami Y, Uemura K, Hashimoto Y, et al.: Survival effects of adjuvant gemcitabine plus S-1 chemotherapy on pancreatic carcinoma stratified by preoperative resectability status. J Surg Oncol 113: 405-412, 2016.
9) Murakami Y, Uemura K, Sudo T, et al.: Adjuvant chemotherapy with gemcitabine and S-1 after surgical resection for advanced biliary carcinoma: outcomes and prognostic factors. J Hepatobiliary Pancreat Sci 19: 306-313, 2012.
10) Murakami Y, Uemura K, Sudo T, et al.: Adjuvant gemcitabine plus S-1 chemotherapy improves survival after aggressive surgical resection for advanced biliary carcinoma. Ann Surg 250: 950-956, 2009.
11) Murakami Y, Uemura K, Sudo T, et al.: Gemcitabine-based adjuvant chemotherapy improves survival after aggressive surgery for hilar cholangiocarcinoma. J Gastrointest Surg 13: 1470-1479, 2009.
12) Ghidini M, Tomasello G, Botticelli A, et al.: Adjuvant chemotherapy for resected biliary tract cancers: a systematic review and meta-analysis. HPB (Oxford) 19: 741-748, 2017.
13) Ebata T, Hirano S, Konishi M, et al.: Bile Duct Cancer Adjuvant Trial (BCAT) Study Group. Randomized clinical trial of adjuvant gemcitabine chemotherapy versus observation in resected bile duct cancer. Br J Surg 105: 192-202, 2018.
14) Primrose JN, Fox R, Palmer DH, et al.: Adjuvant capecitabine for biliary tract cancer: The BILCAP randomized study. J Clin Oncol 35 suppl 15: abstr 4006, 2017.
15) Stein A, Arnold D, Bridgewater J, et al.: Adjuvant chemotherapy with gemcitabine and cisplatin compared to observation after curative intent resection of cholangiocarcinoma and muscle invasive gallbladder carcinoma (ACTICCA-1 trial)- a randomized, multidisciplinary, multinational phase III trial. BMC Cancer 15: 564, 2015.

16) Nakachi K, Konishi M, Ikeda M, et al.: Hepatobiliary and Pancreatic Oncology Group of the Japan Clinical Oncology Group. A randomized Phase Ⅲ trial of adjuvant S-1 therapy vs. observation alone in resected biliary tract cancer: Japan Clinical Oncology Group Study (JCOG1202, ASCOT). Jpn J Clin Oncol **106**: 392-395, 2018.

*　　　*　　　*

特集　R0切除をめざした胆管癌の術前・術中・術後における診断・治療の工夫

胆道癌R1外科切除，胆管断端陽性例に対する術後陽子線治療の役割

奥村　敏之[1]・福光　延吉[2]・沼尻　晴子[1]・野中　哲生[1]・大西かよ子[1]・水本　斉志[1]
室伏　景子[1]・溝口　信貴[1]・中尾　朋平[1]・石川　　仁[1]・坪井　康次[1]・櫻井　英幸[1]

要約：胆道癌手術の根治性を高めるために，術後補助療法として放射線治療が適用されてきた。照射は胆管断端部と領域リンパ節に，消化管の耐容線量を考慮しながら45〜54 Gy/5〜6週を照射するのが一般的である。照射による予後延長効果を示唆する報告がなされてきたが，亜部位別の検討はまだ十分になされていない。また近年は化学放射線療法として実施されることが多いが，治療に伴う有害事象を抑えることが求められている。陽子線はその特異的な線量分布から，少ない門数で標的部位に均一な線量を照射することが可能であり，消化管や肝実質の有害事象の発症を抑える可能性に期待がかかる。この分野の陽子線治療はいまだ臨床実績が乏しいのが現状であり，その適応は今後の課題である。

Key words：Postoperative radiation therapy, Margin involved resection, Proton beam therapy, Bile tract cancer

はじめに

　胆道癌の唯一の根治治療は外科切除とされるが，術後の病理診断で非治癒切除となる頻度が高いことが知られており，そのような症例の術後治療は予後改善のために重要である。放射線治療は多くの領域で術後の局所再発予防のための補助療法として用いられているが，胆道癌切除例に対する術後放射線治療の役割はまだ確立しておらず，2014年時点では診療ガイドライン上も推奨度は明記されず，治療は臨床研究として行うのが望ましいとされている[1]。本稿ではその後発表された文献を含めた知見をもとに胆道癌に対する術後照射の意義について検討し，陽子線治療にどのような効果が期待できるかを考察する。

I．胆道癌の術後照射の役割

　胆道癌は肝内胆管からVater乳頭部までの範囲に分布し，部位によって生物学的振る舞いも異なるとされているが，発生頻度の低さから亜部位別の解析を行うのは困難で，多くの報告では胆道癌と一括して扱われている。本稿では肝内胆管癌を除く肝門部領域胆管癌からVater乳頭部癌を議論の対象とするが，上記の理由から文献ごとにその対象疾患に注意しながら評価することが必要だろう。

　術後照射を解析したシステマティックレビューがいくつか出ているが，その評価はまちまちである。Bonet Beltrán ら[2]の2012年のシステマティックレビューは肝外胆管癌を対象とした解析で，術後照射は全生存率を有意に改善するとの結論であった（ハザード比 0.62, $P<0.001$）。また治療介入にともなう有害事象は通過障害あるいは消化管出血の頻度が2〜9%で，

The Role of Proton Beam Therapy After R1 Resection for Bile Tract Cancer
Toshiyuki Okumura et al
1) 筑波大学医学医療系放射線腫瘍学・陽子線医学利用研究センター（〒305-8576 つくば市天王台1-1-1）
2) 兵庫県立粒子線医療センター附属神戸陽子線センター

表 1 胆道癌の術後放射線治療

著者	発行年	試験デザイン	解析対象	治療内容	症例数	線量(Gy)	LRC(%)	MST(月)	OS(%)
Erdmann[9]	2015	RCT	下部胆管癌	IAC+RT	術後治療群28 手術単独群30	54		37 28	
Ben-Josef[6]	2015	phase II	肝外胆管癌 or 胆囊癌	CH+CRT	R0 54 R1 25	54〜59.4	91(2年) 84	34 35	67(2年) 60
Kim BH[7]	2017	Cohort	肝外胆管癌 R1 症例	CRT	標準線量群54 高線量群32	40〜50.4 54〜56	47.1(5年) 73.8		29.6(5年) 40.6
Krasnick[8]	2018	Cohort	肝門部胆管癌	CT/CRT/RT	術後治療群72 手術単独群72	NA		21.5(PM) 13.5(PM)	

IAC：intra-arterial chemotherapy, CH：chemotherapy, CRT：chemoradiotherapy, RT：radiation therapy, LRC：loco-regional control, MST：median survival time, OS：overall survival, PM：propensity matching

発症率は低いとの評価であった。ただこの時代には前向き試験はなく，質の高い研究の必要性が示唆されている。

Zhu ら[3]の 2014 年の meta-analysis では，下部胆管の病変を対象とした報告を多く採用している一方，肝内胆管癌を含んだ報告も解析対象になっている。結論としては，術後の gemcitabine（GEM）投与は長期の生存率改善を期待できるが，化学放射線療法になると短期の生存率を延ばす効果は期待できるものの，長期的には化学療法単独と比較して有害事象が問題となり，生存率の優位性を示せていないとの結論になっている。ただ採用された文献は2012年以前のものが対象となっており，現代の放射線治療技術によって非血液学的有害事象の低減を図れる余地はあるものと考えられる。

乳頭部癌のみを対象にした meta-analysis が 2 本あるが，術後化学放射線療法の予後改善効果に関して，肯定的評価[4]と否定的評価[5]に分かれている。Kwon ら[4]は 10 編の化学放射線療法を含んだ報告の解析から，術後照射が死亡リスクを有意に低下させる（ハザード比 0.75；$P=0.01$）と報告している。一方 Acharya ら[5]は化学放射線療法のみではなく，術後化学療法単独での治療成績の報告も含めて14編を解析し，コントロール群の5年全生存率が37.5%に対して，術後治療群のそれは40.0%で若干術後治療群が良好であったが，ハザード比 1.08，$P=0.067$で有意差を示すに至らなかった。また術後照射を受けた人の内 32.2%の人に WHO 分類でグレード 3 または 4 の有害事象が認められたことを重要視している。それらの有害事象の16.3%は血液学的なものであり，多くは 5-FU によりもたらされたとされている。

これらのシステマティックレビューからは，近年の放射線治療は多く化学放射線療法の形で実施されている状況が示されている。そして予後についてはコントロールに対して優位ないしは同等だが，有害事象を低く抑える必要性が指摘されている。このような解析からは，個々の試験において放射線治療がどのようなコンセプトで行われているかまで読み解くのは困難であるが，近年の傾向として，化学放射線療法を行う場合は副作用を低減するために照射野を極力小さくする傾向にあると考えられる。

次に，術後の病巣遺残の状態に応じた放射線治療の役割について解析した最近の報告をみてみたい（表1）。

SWOG S0809 試験[6]は肝外胆管癌（乳頭部癌を除く）と胆囊癌の根治切除例を対象に，4 サイクルの GEM＋capecitabine の治療後に capecitabine を同時併用した放射線治療（リンパ節領域に 45 Gy，腫瘍床に 54〜59.4 Gy）を加える第 II 相試験であった。2 年の全生存率および MST は R0 群で 67%/34ヵ月，R1 群で 60%/35ヵ月であり，historical control として設定した R0，R1 群の2年全生存率55%，38%を有意に上回ると評価された。また 2 年局所再発率は R0，R1 群でおのおの 9%，16%であり，低い値を示した。また有害事象としては，照射後5ヵ月で十二指腸からの出血をきたして亡くなった例が1例あるものの，全体として非血液毒性の低さは今後の第III相試験につながるものであると評価されている。

Kim ら[7]は肝外胆管の R1 切除例 86 例に対する術後照射の成績を報告している。照射野は腫瘍床と領域リンパ節を含み，5-FU または capecitabine が同時併用されている。彼らは症例を照射線量で 2 群に分け，予後因子を解析している。5 年後局所制御率は 54 Gy 以上の高線量群で 73.8%，低線量群で 47.1%と高線量群で良好であったが，$P=0.069$ と有意差を示すにはいたらなかった。しかし多変量解析では照射線量と断端陽性部分が浸潤癌であるか否かが独立した予後因子として抽出されており，R1 切除例の局所再発予防には 54 Gy 以上の線量を照射することが考慮されると結論し

ている。

　Krasnickら[8]は肝門部胆管癌に対してR0またはR1切除例の多施設共同遡及的解析を行っている。249症例を術後の治療法別に4群に分類し，補助療法の無再発生存期間，全生存期間に対する寄与を評価している。補助療法群129例中，術後照射は94例に行われ，内89例は化学放射線療法であった。化学療法を行った124例の33%はGEMを含むレジメンを用いていた。放射線治療の詳細は触れられていない。術後補助療法は生存率を有意に改善させていたが（HR 0.58, $P=0.013$），リンパ節転移陽性例を除くと有意性が消失した（HR 0.76, $P=0.260$）。照射の効果については触れられていないが，補助療法群の73%に放射線治療が用いられていたことから，その寄与の可能性は無視できないであろう。

　また下部胆道癌に関しては，術後に動注化学療法（mitoxantrone, 5-FU, cisplatinum）と術後照射を併用した治療で予後延長効果を示した第Ⅲ相試験がある[9]。この報告は膵癌および下部胆管癌，Vater乳頭部癌を対象として行われた試験のサブグループ解析で，長期フォローによって膵癌を除いたnon-pancreatic periampullary adenocarcinoma（NPPC）群において，生存率中央値で術後治療群/手術単独群：37ヵ月/28ヵ月と術後治療群において良い傾向を示したが有意差は認められなかった（$P=0.077$）。しかし多変量解析では術後治療と組織学的分化度が予後因子として抽出された。ただ再発パターンをみると，予後延長効果は肝転移の減少であり，局所再発率に差がみられなかったことから照射の役割については疑問視されている。術後遺残病巣の有無による解析はなされていない。この例などをみると，少なくとも照射によって有害事象が増えることがあれば，その意義は疑問視されることになるであろう。

　術後照射の照射野設定に関して検討した報告では[10,11]，腫瘍床および胆管空腸吻合部，肝十二指腸間膜内のリンパ節への再発頻度が高いことが示されており，術後照射を計画する場合には必要部分に十分な線量を与えつつ，いかにして晩期の有害事象を減らすかという技術的な工夫の余地がある。照射の技術は近年飛躍的に進歩しており，今後に期待がかかる。

Ⅱ．陽子線治療の現状

　陽子線とX線やγ線などの光子線を比較した場合の大きな物理的相違点は，陽子線が有限の飛程をもつ，すなわち標的の背後にある構造が照射されないように調節が可能であるということである。また同時に1方向から標的を狙って，標的の部分の線量がもっとも高くなるように調節が可能だということも大きな利点である[12]。これらの利点を生かすことにより，陽子線治療の方向性は大きく二つに分けて考えることができる。一つは安全に標的線量を増加させることで，局所制御の可能性を高めることをめざす治療である。他方は，標的線量よりも周囲の正常臓器の被ばく線量を低く抑えることにより，早期・晩期の有害事象の危険性を低くすることをめざす治療である。

　R1切除後の断端を標的にするということは，胆管空腸吻合部を照射野に含むということになり，後の吻合部狭窄の可能性や吻合腸管の粘膜障害の可能性を考えれば線量を腸管の耐容線量以上に上げることは困難である。ただ顕微鏡的遺残の制御の可能性を考えれば，腸管の耐容線量ぎりぎりまで照射することでその目的の達成の可能性が出てくる。この線量レベルが前節で示したX線を用いた術後照射で採用されている50～54 Gyという量に相当する。すなわちこの治療はX線を用いて実施可能なため，これまでは陽子線がこの治療に応用されなかったといえる。しかし前節で述べたような化学放射線療法による有害事象を低減させるために陽子線が役立つとすれば，陽子線を用いる意義が見直されると考えられる。その結論が出るのは照射野をしぼったX線による化学放射線療法の成績が醸成されたときであろう。

　もし画像で確認できるような標的が肝臓内にあるのであれば，腸管吻合部を避けて標的に高線量を照射することは許容される可能性がある。例えば手術不能の肝内胆管癌の陽子線治療の報告は数少ないものの，処方されている線量は術後照射のレベルよりもかなり高線量である[13~15]。

　肝門部から肝外胆管を対象とした陽子線治療の報告はまだほとんどなされていないのが現状である。Makitaら[13]は28例の局所進行胆道癌の陽子線治療成績を報告しており，検討症例の中には肝門部領域胆管癌6例，遠位胆管癌3例，胆嚢癌3例が含まれている。適格条件が切除不能あるいは術後の再発例であるので，予防照射例は含まれていないと考えられる。消化管近接の場合は2.0～2.2 Gy（RBE）の1回線量で，総線量は中央値で68.2 Gy（RBE）を照射している。1年全生存率，無増悪生存率，局所制御率はおのおの49.0%，29.5%，67.7%と報告されている。ちなみに肝内胆管癌の陽子線治療成績は58.0 GyE/15回の線量で切除不能または術後再発例の2年局所制御率，全生存率がおのおの94.1%，46.5%[15]，72.6 GyE/22回の線量

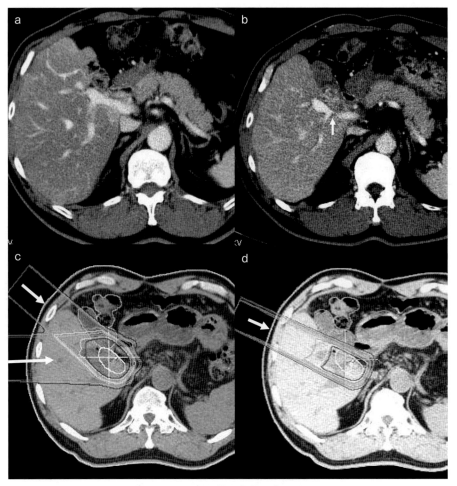

図 1 肝門部胆管癌術後肝内再発例
a：術後 27 ヵ月 CT　再発なしと診断。
b：術後 35 ヵ月 CT　門脈右枝に狭搾像（矢印）あり，周囲に境界不明瞭な低吸収域を認める。肝門部再発と診断される。
c：陽子線線量分布　右側方＋右斜め前方からの 2 門照射。十字線は isocenter を示し，最内側の白い楕円が臨床標的の輪郭。最外側の等線量曲線は標的の 10％線量域に一致する。
d：50 GyE/25 回の照射後の追加照射。右斜め前からの 1 門照射で 6 GyE を追加。肝表の消化管の線量を極力減らしている。

で根治照射ができた場合，1 年，3 年全生存率がおのおの 82％，38％と報告されている[14]。

ところで現在本邦では胆道癌に対する陽子線治療は先進医療として実施できるが，その対象は切除不能または再発性胆管癌（肝門部，肝外の胆管癌）と規定されており，術後の微視的遺残病巣は対象としていない[16]。線量分割もある程度規定されているが，消化管の耐容内の線量を照射する方法から，巨視的腫瘍の縮小効果を狙う高線量の線量分割まで選択の幅は許されている。

自験例もすべて切除不能，あるいは術後に画像的に同定可能な大きさとなった再発病巣であった。術後の再発巣を治療する場合，狙う場所は肝臓の切離面，とりわけ胆管空腸吻合を行った部分となることが多かった。

典型的な症例を図 1 に示す。54 歳男性，検診発見の肝門部胆管癌（低分化腺癌）で拡大左葉切除＋胆管空腸吻合を施行している。術後 35 ヵ月の定期画像検診において胆管切除断端付近で門脈右枝が締め付け狭窄像により再発を指摘されている。この症例に対して，GEM＋cisplatin による化学療法が開始され，11 コースを終了して SD を維持していたため，局所への陽子線治療を加えることとなった。当初は吻合空腸を含めた形で右側方＋右前方斜めからの 2 門で陽子線を入射，途中で可及的に消化管を照射野からはずした形で 1 門照射で追加治療を加え，56 GyE/28 回/47 日の照射を行った。照射される腸管の体積は極力少なくできることがわかる。化学療法は照射期間中は休止とした。病巣が腸管に接するため，照射できる線量は微視的病

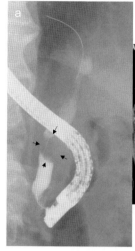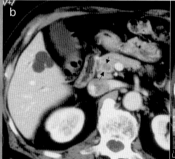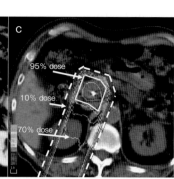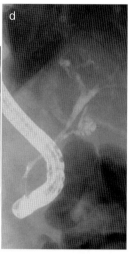

図 2 下部胆管癌の陽子線治療例
a:発症時 ERCP 下部胆管内に腫瘍による陰影欠損を認める(矢印)。
b:原発巣部(矢印)の初診時 CT
c:陽子線の線量分布図 右斜め後方から1門照射。胆管内ステントを目安に原発巣と総胆管を照射。リンパ節は膵頭後部リンパ節を含む。
d:治療後3年の ERCP 照射野内の総胆管は拡張不良を示すが,原発巣は同定できない。

巣の制御ができるかどうかのぎりぎりの線量である。したがって画像で解るような腫瘍が胆管空腸吻合部に形成された場合には,照射はほとんど姑息的治療となってしまう。この症例は照射終了後7ヵ月の内視鏡で十二指腸球部下面に線状潰瘍を発症しているが,保存的に治癒しており,13ヵ月後無再発観察中である。

術後例ではないが,下部胆管原発の陽子線治療例を図2に提示する。80歳男性で,肝機能障害を契機に診断された下部胆管の腺癌で,超音波内視鏡により膵実質浸潤が疑われ,cT3N1M0 2B 期と診断された。ポリウレタン製のステントを留置後に,原発巣と膵頭後部のリンパ節を含んで陽子線単独治療が行われた。照射開始時には肝機能障害は認めなかった。右後方からの1門照射として,56 GyE/28 回/40 日の照射を行った。この症例でも,照射される消化管体積が最小限に抑えられていることがわかる。治療中,治療終了時まで特記すべき副作用は認めなかったが,治療終了後6ヵ月および40ヵ月後に胆石性の胆管炎を発症し,入院加療を受けている。胆石症と照射との直接の因果関係はないと判断された。治療開始から48ヵ月後,再発なく経過している。

以上,術後遺残病巣に対する陽子線治療はいまだ実績がない治療であり,その意義は今後問われていくことになる。また治療設備の特殊性から,どうしてもコスト・ベネフィットが問題になる治療なので,X線治療の今後の成績いかんによって,その適応が判断されることになると思われる。ただ切除不能例や再発例の治療経験から,治療の実施可能性や安全性はある程度担保できていると考えられる。

おわりに

胆道癌切除後の遺残病巣に対する術後放射線治療は予後改善に寄与する可能性のある治療であるが,とくに化学放射線療法として実施する場合には照射野をしぼるなど有害事象の発症を抑える工夫が必要である。陽子線治療はその物理的特性により腸管などの有害事象のリスクを低減できる可能性があるが,実績はいまだない状況であり,その適用については今後明らかにしていく必要がある。

参考文献

1) 日本肝胆膵外科学会:胆道癌診療ガイドライン.胆道癌診療ガイドライン作成委員会編,改訂第2版,111-120,医学図書出版,2014.
2) Bonet Beltrán M, Allal AS, Gich I, et al.: Is adjuvant radiotherapy needed after curative resection of extrahepatic biliary tract cancers? A systematic review with a meta-analysis of observational studies. Cancer Treat Rev **38**: 111-119, 2012.
3) Zhu GQ, Shi KQ, You J, et al.: Systematic review with network meta-analysis: adjuvant therapy for resected biliary tract cancer. Aliment Pharmacol Ther **40**: 759-770, 2014.
4) Kwon J, Kim BH, Kim K, et al.: Survival benefit of

adjuvant chemoradiotherapy in patients with ampulla of Vater cancer. Ann Surg 262：47-52, 2015.
5) Acharya A, Markar SR, Sodergren MH, et al.：Meta-analysis of adjuvant therapy following curative surgery for periampullary adenocarcinoma. Br J Surg 104：814-822, 2017.
6) Ben-Josef E, Guthrie KA, El-Khoueiry AB, et al.：SWOG S0809：A phase II intergroup trial of adjuvant capecitabine and gemcitabine followed by radiotherapy and concurrent capecitabine in extrahepatic cholangiocarcinoma and gallbladder carcinoma. J Clin Oncol 33：2617-2622, 2015.
7) Kim BH, Chie EK, Kim K, et al.：Impact of radiation dose in postoperative radiotherapy after R1 resection for extrahepatic bile duct cancer：long term results from a single institution. Oncotarget 8：78076-78085, 2017.
8) Krasnick BA, Jin LX, Davidson JT 4th, et al.：Adjuvant therapy is associated with improved survival after curative resection for hilar cholangiocarcinoma：A multi-institution analysis from the U.S. extrahepatic biliary malignancy consortium. J Surg Oncol 117：363-371, 2018.
9) Erdmann JI, Morak MJ, Duivenvoorden HJ, et al.：Long-term survival after resection for non-pancreatic periampullary cancer followed by adjuvant intra-arterial chemotherapy and concomitant radiotherapy. HPB (Oxford) 17：573-579, 2015.
10) Ghiassi-Nejad Z, Tarchi P, Moshier E, et al.：Prognostic factors and patterns of locoregional failure after surgical resection in patients with cholangiocarcinoma without adjuvant radiation therapy：Optimal field design for adjuvant radiation therapy. Int J Radiat Oncol Biol Phys 99：805-811, 2017.
11) Koo TR, Eom KY, Kim IA, et al.：Patterns of failure and prognostic factors in resected extrahepatic bile duct cancer：implication for adjuvant radiotherapy. Radiat Oncol J 32：63-69, 2014.
12) Wang X, Krishnan S, Zhang X, et al.：Proton radiotherapy for liver tumors：Dosimetric advantages over photon plans. Med Dosim 33：259-267, 2008.
13) Makita C, Nakamura T, Takada A, et al.：Clinical outcomes and toxicity of proton beam therapy for advanced cholangiocarcinoma. Radiat Oncol 9：26, 2014.
14) Ohkawa A, Mizumoto M, Ishikawa H, et al.：Proton beam therapy for unresectable intrahepatic cholangiocarcinoma. J Gastroenterol Hepatol 30：957-963, 2015.
15) Hong TS, Wo JY, Yeap BY, et al.：Multi-institutional phase II study of high-dose hypofractionated proton beam therapy in patients with localized, unresectable hepatocellular carcinoma and intrahepatic cholangiocarcinoma. J Clin Oncol 34：460-468, 2015.
16) 日本放射線腫瘍学会HP：先進医療として実施する粒子線治療（陽子線治療，重粒子線治療）の疾患別統一治療方針

* * *

特集 R0切除をめざした胆管癌の術前・術中・術後における診断・治療の工夫

胆道癌R1外科切除，胆管断端陽性例に対する術後Photodynamic therapyの試み

濱田　剛臣[1]・矢野　公一[1]・今村　直哉[1]・旭吉　雅秀[1]・七島　篤志[1]

要約：胆管癌においては，外科的切除のみが唯一根治の望める治療である。しかしながら高度な局所進展により胆管切離縁の癌浸潤陽性で治癒切除に至らない症例も少なくなく，予後に大きな影響を与える。また広範囲進展や全身状態および臓器機能障害により切除困難な症例や，術後胆管再発症例も認められる。これらの症例の局所制御には化学療法や放射線療法が行われているが，高いエビデンスを伴う局所制御効果は認められていない。Photodynamic therapyは局所制御に有用なmodalityとして，欧州においては切除不能胆管癌に対する高い局所制御効果や生存期間延長が示される治療法であり，また術前neoadjuvantの有効性より有用な治療の候補として報告されている。その一方，本邦での報告例は限られており，本治療法の普及には至っていない。Photodynamic therapyの実際と現状，新たな試みについて総説する。

Key words：胆管癌，Photodynamic therapy，局所制御，術後補助療法，集学的治療

はじめに

胆道癌は外科治療が唯一の根治的な治療法であるが，診断時には進行している症例が多く，根治切除可能な症例は限られている場合が多い。胆管癌の特性から広範囲に病変が進行する傾向が高く，高度な局所進展により切離縁の癌浸潤陽性などで治癒切除に至らない症例もしばしば経験する。断端陽性R1症例においても，R0切除に比較し予後は不良であり，carcinoma in situ（CIS）であっても局所再発の可能性が残る[1,2]。そのような局所遺残病変に対する局所補助療法は，放射線療法や化学療法を含め，有効性は証明されていない[3〜7]。

このような症例の局所制御の一つとしてPhotodynamic therapy（PDT）が本邦のガイドラインで示された[8,9]。われわれの施設では胆管癌の高度局所進展による切除不能例や術後胆管断端陽性例に対するPDTの臨床試験を開始していることから，本稿ではその実際を概説する。

I．Photodynamic therapy（PDT）の原理と投与の実際

PDTは光増感剤である腫瘍親和性光感受性物質を体内に投与し，病変部に特異的な波長のレーザーを照射することで光反応を起こさせ，がん細胞を死滅させる治療法である。PDTによるがん細胞に対する殺細胞機序を以下に示す。PDTは三つの要素（光，光増感剤，酸素）からなり，特異的な波長の光で活性化された光増感剤によりラジカル反応と一重項酸素反応が誘導される。それに伴い組織内酸素が一重項酸素やfree radicalのような活性化酸素へと変化し，直接細胞障害，周囲微小血管障害，免疫細胞の活性化，炎症性サイトカインの発生を惹起するものと考えられている[10]。レーザー波長は光増幅剤の種類によって異なるが，現在本邦でPDTに保険承認されている腫瘍親和性光感受性物質は第1世代のポルフィマーナトリウム

Current Status and Experiences of Photodynamic Therapy for Bile Duct Carcinoma After Surgery
Takeomi Hamada et al
1) 宮崎大学外科学講座肝胆膵外科学分野（〒889-1692 宮崎市清武町木原5200）

（フォトフリン®注，ファイザー社）と第2世代のタラポルフィンナトリウム（レザフィリン®注，Meiji Seikaファルマ社）である。フォトフリン®の至適吸収波長域は630 nmであり，レザフィリンの至適吸収波長域は664 nmである。

　光増感剤が投与後に正常組織も腫瘍部分も薬剤濃度は増加するが，一定時間の後，正常組織の増感剤はすみやかに消失し，排出が遅れた腫瘍内に残存することで薬剤濃度差が最大となる。その時点がレーザー照射の至適タイミングとなる。フォトフリン®は体内投与48～72時間後に，レザフィリン®は4～6時間後にレーザー照射を行う。また，薬剤の体内残存期間はそれぞれ4～6週間と2週間とレザフィリン®で短くなっている。その間の遮光が必要であり，遮光レベルも300ルクス以下から500ルクス以下へとレザフィリン®で軽減されている。

　現在，本邦ではフォトフリン®によるPDTは早期肺癌，表在性食道がん，表在性早期胃癌，子宮頸部初期癌および異形成，加齢黄斑変性，悪性脳腫瘍などに，レザフィリン®によるPDTは早期肺癌，食道癌化学放射線治療の再発，原発性悪性脳腫瘍に対して保険適応とされているが，胆管癌にはいまだ保険適応が認められていない。本邦では，胆道癌診療ガイドラインの第1版において，海外のRCTデータをもとに切除不能胆管癌の治療として推奨が記載された[8]。しかしながら，保険未承認の治療で，施行する施設も限られていたことから，ガイドライン改訂第2版ではPDTを"行うことを考慮してもよい"という位置付けに変わった[9]。

　当院では院内倫理委員会の2016年12月認可のもと，胆管癌に対する局所補助療法としてPDTの臨床試験を2例に実施した。

II．PDT治療の実際

　われわれのPDTの適応は，画像診断上明らかな遠隔転移や高度リンパ節転移がなく，①胆管断端癌遺残による非治癒切除症例，②術後胆管再発に対する局所治療，③切除不能な高度局所進行胆管癌症例のステント治療との併用療法と考えている。

　レザフィリン®注40 mg/m^{2}を静注後，4～6時間後にPDTを施行する。レーザー励起はZH-L5011HJP（Panasonicヘルスケア社）の半導体レーザー（波長：664±2 nm）を使用し，照射パワー密度150 W/cm^2，照射エネルギー密度100 J/cm^{2}で1回に11分7秒間照射する。病変によっては1～3回に分けて照射する。

　治療のルートの違いにより，①経乳頭的治療，②経皮経肝的治療および③経腸的治療がある。術後再発や非切除症例に対するPDTにおいては，経皮経肝的ルートもしくは経腸的ルートが用いられると考える。R1切除後の補助PDTを行う場合は経腸的ルートが選択される。胆管空腸吻合の際に挙上空腸を腹壁に固定し，胆管チューブを留置し，瘻孔を形成して，その後内視鏡ルートとし，同様に16～18 Fr. サイズまで瘻孔を拡張する。このとき用いるPDTレーザーファイバーは，病変部に応じて側方全周照射型と前方照射型を使い分ける。胆管壁や照射部位に直接ファイバーが接触すると効果の減弱や壁損傷の可能性があることから，距離を取ることが必要である。

　レザフィリン®静注後，14日間は患者周囲を500ルクス以下に暗幕で囲み遮光する。退院後も2週間は直射日光を避けて生活するように指導し，日中に外出する際は，皮膚の露出を極力避けるように指導する。

III．R1外科切除，胆管断端陽性例に対する術後 Photodynamic therapy

　現在，欧州におけるPDTは，切除不能（非切除）胆管癌において，内視鏡的胆道ドレナージの併用などの集学的治療における有用な局所制御として多数の報告がある。一方で本稿のテーマである，R1外科切除，胆管断端陽性例に対する術後（補助）PDTに関しての報告は非常に少なく，2004年，2012年の七島ら[5,11]と2004年のSuzukiら[12]の3篇のみであった。七島らの報告では，未治療であった群に比較し，PDT施行群では局所再発が30％から13％と減少し，無再発期間が8ヵ月から17ヵ月に有意に延長したが全生存期間には差は認めなかった。また，レザフィリン®を使用したPDTの報告においてもR1切除後症例で6～12ヵ月にわたり局所再発を認めず，術後補助PDTは局所制御において有用としている。また，Shimizuら[13]は，術後胆管断端再発症例に対しPDTを施行し，合併症なく良好な胆管狭窄解除が得られた1例を報告している。

　海外ではadjuvant therapyよりもneoadjuvant therapyとしてPDTを用いた治療報告が多い。Berrら[14]は肝門部胆管癌に対し術前PDTを行い，18ヵ月無再発生存であり，腫瘍壊死は胆管壁の4～5 mmの深さまで存在していたと報告した。また，Wiedmannら[15]は肝門部領域胆管癌7例に対して術前PDTの第二相試験を行い，すべての症例でR0切除が可能であり，胆管断端より4 mm以内に腫瘍細胞はなく，胆管空腸吻合への障害は認めなかったと報告した。1年無再発生存率は83％で，生存中央値は11.2ヵ月であっ

た。Skipworthら[16]も術前治療としてのPDTは術中の断端陽性率や術後局所再発の頻度を低下させる可能性があるとその将来性を期待している。

IV. 今後の展望

胆管癌の外科的切除後の断端陽性例に対する何らかの治療介入の確立が急務であり，PDTは安全で腫瘍壊死効果が高い有用な局所療法であると思われる。深部への効果が不十分であること，長期の遮光が必要なこと，晩期光線過敏症などの問題点が残っていること，さらには保険適応でなく施行可能な施設も限られていることがあるが，安全性と有効性は期待される治療と考える。

胆管癌に対するPDTをより施行しやすい選択肢の一つとして発展させるためには，より治療効果が高く，遮光期間が短く，副作用が少ない新たな光増感剤の開発が望まれる。近年，本学工学部の松本らが開発したポルフィリン錯体誘導化法で合成された水溶性ポルフィリン化合物は，水溶性，生体親和性が高く，細胞障害性を有する一重項酸素の生成量子収率が高く，胆道癌株への抗腫瘍効果がレザフィリンに比較して高いことが基礎研究で証明された[17]。われわれの施設においても，この新たな光増感剤を用いたPDTの有効性を基礎研究で確認中である。

おわりに

PDTは腫瘍特異性が高く安全に行える局所療法であり，術後断端陽性胆道癌症例において有用な治療法となる可能性がある。光線過敏症などの副作用，新たな光増感剤の開発や保険収載などの多くの課題が残存しているものの，胆管癌の治療成績を向上させるためにもPDTを含めた集学的な治療法の多施設共同の医師主導治験の実施が将来展望として期待される。

参考文献

1) Wakai T, Shirai Y, Oda K, et al.：Impact of ductal resection margin status on long-term survival in patients undergoing resection for extrahepatic cholangiocarcinoma. Cancer **103**：1210-1216, 2005.
2) Sasaki R, Takeda Y, Funato O, et al.：Significance of ductal margin status in patients undergoing surgical resection for extrahepatic cholangiocarcinoma. World J Surg **31**：1788-1796, 2007.
3) Ortner ME, Caca K, Berr F, et al.：Successful photodynamic therapy for nonresectable cholangiocarcinoma：a randomized prospective study. Gastroenterology **125**：1355-1363, 2003.
4) Zoepf T, Jakobs R, Arnold JC, et al.：Palliation of nonresectable bile duct cancer：improved survival after photodynamic therapy. Am J Gastroenterol **100**：2426-2430, 2005.
5) Nanashima A, Yamaguchi H, Shibasaki S, et al.：Adjuvant photodynamic therapy for bile duct carcinoma after surgery：a preliminary study. J gastroenterol **39**：1095-1101, 2004.
6) 倉内宣明，蒲池浩文，田原宗徳，ほか：胆管癌切除症例における胆管断端陽性例に対する放射線治療の有効性．胆と膵 **28**：793-797, 2007.
7) 志摩泰生，岡林雄大，住吉辰朗，ほか：肝外胆管癌切除例における胆管断端陽性例の予後．胆と膵 **38**：715-720, 2017.
8) 胆道癌診療ガイドライン作成出版委員会（編）．エビデンスに基づいた胆道癌診療ガイドライン，第1版, 97-103, 医学図書出版, 2007.
9) 胆道癌診療ガイドライン作成委員会（編）．エビデンスに基づいた胆道癌診療ガイドライン，改訂第2版, 121, 医学図書出版, 2014.
10) Castano AP, Mroz P, Hamblin MR：Photodynamic therapy and anti-tumor immunity. Nat Rev Cancer **6**：535-545, 2006.
11) Nanashima A, Abo T, Nonaka T, et al.：Photodynamic therapy using talaporfin sodium（Laserphyrin®）for bile duct carcinoma：a preliminary clinical trial. Anticancer Res **32**：4931-4938, 2012.
12) Suzuki S, Inaba K, Yokoi Y, et al.：Photodynamic therapy for malignant biliary obstruction：a case series. Endoscopy **36**：83-87, 2004.
13) Shimizu S, Nakazawa T, Hayashi K, et al.：Photodynamic Therapy using Talaporfin Sodium for the Recurrence of Cholangiocarcinoma after Surgical Resection. Intern Med **54**：2321-2326, 2015.
14) Berr F, Tannapfel A, Lamesch P, et al.：Neoadjuvant photodynamic therapy before curative resection of proximal bile duct carcinoma. J Hepatol **32**：352-357, 2000.
15) Wiedmann M, Caca K, Berr F, et al.：Neoadjuvant photodynamic therapy as a new approach to treating hilar cholangiocarcinoma；a phase II pilot study. Cancer **97**：2783-2790, 2003.
16) Skipworth JRA, Olde Damink SWM, Imber C, et al.：Surgical, Neo-Adjuvant and Adjuvant Management Strategies in Biliary Tract Cancer. Aliment pharmacol Ther **34**：1063-1078, 2011.
17) Matsumoto J, Suzuki K, Yasuda M, et al.：Photodynamic therapy of human biliary cancer cell line using combination of phosphorus porphyrins and light emitting diode. Med Chem **25**：6536-6541, 2017.

膵癌治療 up-to-date 2015

膵癌の克服を目指す人達のために
最新の治療法を網羅したこの1冊！

監修 跡見 裕
編集 海野 倫明　土田 明彦

主要項目

- I. 膵癌治療の現状と将来展望
- II. 膵癌の診断法
- III. 膵癌補助療法の効果判定
- IV. Borderline resectable 膵癌の診断と手術
- V. 術前補助療法の適応と効果
- VI. Initially unresectable 膵癌の治療
- VII. 放射線療法
- VIII. 興味ある症例

定価（本体 7,000＋税）
ISBN978-4-86517-087-0

詳しくは ▶ URL：http://www.igakutosho.co.jp または、医学図書出版 で 検索

医学図書出版株式会社

〒113-0033　東京都文京区本郷 2-29-8（大田ビル）
TEL：03-3811-8210　FAX：03-3811-8236
E-mail：info@igakutosho.co.jp
郵便振替口座　00130-6-132204

2014.12

特集

R0切除をめざした胆管癌の術前・術中・術後における診断・治療の工夫

胆道癌に対する粒子線治療（陽子線, 重粒子線）

寺嶋　千貴[1]・岡田　直美[2]

要約：胆道癌は病理学的，解剖学的理由によって根治切除が困難な場合が多く，難治性腫瘍の代表である。切除不能胆道癌に対しては化学療法が標準療法となるが，化学療法の選択肢は少なく，化学療法不応時の治療として放射線治療（X線，陽子線，重粒子線）が選択肢となる。粒子線治療（陽子線，重粒子線）は放射線治療の一種であり，その物理学的特性から非常に線量集中性の高い照射が可能である。本稿では胆道癌に対する粒子線治療の役割を，文献的および兵庫県立粒子線医療センターでの治療成績を踏まえ考察する。

Key words：胆道癌，放射線治療，粒子線治療，陽子線治療，重粒子線治療

はじめに

　胆道癌（肝内胆管癌や肝門部胆管癌〜中下部胆管癌，胆嚢癌）は切除のみが根治療法とされるが，胆管外浸潤やリンパ節転移をきたしやすいことから，診断時には根治切除が困難な場合が多々みられる。また，切除例においても局所再発やリンパ節再発，遠隔転移の発生率が肝細胞癌などと比して相対的に高く，膵癌とならび根治が困難な悪性腫瘍の代表とされている。

　切除不能胆道癌や術後再発性胆道癌に対しては化学療法が標準療法とされるが，エビデンスのあるレジメは gemcitabine（GEM）+cisplatin の併用療法[1]のみと選択肢が少なく，またそもそも化学療法は姑息療法，緩和療法として行われるため，原発部位局所や術後再発部位局所への治療効果としては乏しいといわざるを得ない。

　放射線療法（X線，陽子線，重粒子線など）は各種の癌に対して，延命や緩和のために行われる「姑息照射」としての役割から，手術に置き換わる，あるいは切除困難な場合にも切除に匹敵する効果が期待される「根治照射」としての役割まで，幅広く行われている。とくに臓器体積の大きく，腫瘍周囲に重要臓器が少ない肺癌や肝癌に対しては良好な治療効果が多数報告されている反面，胆道癌に関しては現時点においていかなる放射線治療も局所療法としての有効性は証明されていない。しかし最近の工学的，臨床的な技術の進歩によって，胆道癌においても切除不能例に対する根治照射，術前術後の補助療法，切除後再発に対する救済療法としての役割が期待されるようになってきた[2]。

I．粒子線治療（陽子線治療，重粒子線治療）

　現在臨床に使用されている粒子線治療は陽子線と重粒子線である。陽子線治療は水素イオン（陽子）を，重粒子線治療は炭素イオンをシンクロトロンなどの加速器によって加速し照射する。陽子線，重粒子線の双方に際立った特徴は，X線が体内を通り抜けていくのに対して，陽子線や重粒子線は体表から一定の深度で急激に停止する Bragg peak という物理特性をもち（図1a），非常に線量集中性の高い放射線治療ができることである。X線では広範囲の被曝のため有害事象が強くなりすぎる場合でも，粒子線を用いると安全に根治線量を照射できることが多いため，致命傷となりうる正常肝組織および近接消化管への有害事象が問題となる胆道癌の場合，粒子線治療はX線よりも有利と考えられる。とくに重粒子線は，陽子線より急峻な Bragg peak によってさらに優れた線量分布が得られ

Particle Therapy Using Proton or Carbon-ion Beams for Biliary Tract Cancer
Kazuki Terajima et al
1）兵庫県立粒子線医療センター放射線科（〒679-5165 たつの市新宮町光都1-2-1）
2）放射線医学総合研究所病院，ナオミクリニック

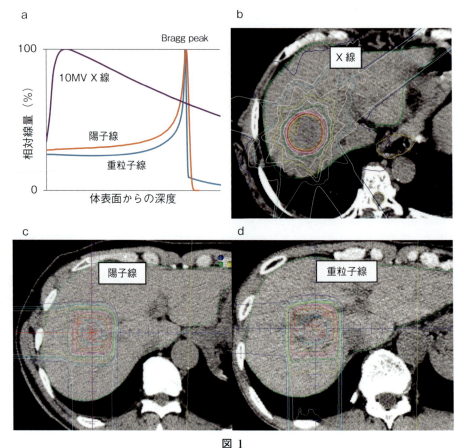

図1

各種放射線の深部線量曲線。各種放射線の生体内の皮膚面からの深さによる付与エネルギーの曲線。陽子線，重粒子線に Bragg peak がみられる（a）。X線治療（b），陽子線治療（c），重粒子線治療の線量分布図（d）。青のラインは10％の等線量線を示しており，X線では肝が広範囲に被曝するのに比して，陽子線・重粒子線では低線量域が狭く優れた線量集中性を示す。重粒子線は陽子線より辺縁の線量勾配が急峻である。

ることから（図1d），肝門部領域胆管癌や肝外胆管癌のような狭細な構造に対しては，より安全で高い治療効果を期待できる。

この原稿執筆時点（2018年3月現在），国内では陽子線治療施設が14施設，炭素イオン線治療施設が5施設稼働しており，2018年度内にさらに4施設の陽子線施設と1施設の重粒子線施設が稼働する予定である（表1）。現在，骨軟部腫瘍，頭頸部癌，前立腺癌に対して陽子線と重粒子線の両方が，小児（20歳以下）の固形癌に対して陽子線治療が保険収載されており，国内での適応も徐々に広がってきている。

II. 胆道癌に対する陽子線，重粒子線の治療成績

胆道癌に対する陽子線，重粒子線の文献を表2に示す。

1. さまざまな胆管癌

Makita ら[3]が術後再発10例，肝内胆管癌6例を含むさまざまな病態の胆道癌28例に対する陽子線治療の生存期間中央値を12ヵ月と報告し，重篤な有害事象が少なかったこと，根治線量を照射した症例については80％を超える局所制御が得られたことを示した。

2. 肝内胆管癌

筑波大学の Ohkawa ら[4]は，切除不能肝内胆管癌に対する陽子線治療を行った20例の中で，照射範囲内にすべての腫瘍を含む根治照射を行った12例の生存期間中央値が27.5ヵ月と良好な結果を示し，また重篤な有害事象を認めなかったと報告している。Hong ら[5]は，切除不能の肝細胞癌と肝内胆管癌に対する陽子線治療の多施設前向き試験において，肝内胆管癌37例の生存期間中央値が22.5ヵ月，2年局所制御率94.1％と良好な成績を報告した。重粒子線治療に関する報告は1編しかないが，Abe ら[6]が，6例の肝内胆管癌，1例の肝門部胆管癌に対して重粒子線治療を施行し，1年生存率が100％，1年局所制御率が71％であり，重篤な有害事象は認めなかったと報告している。現在，国

表 1 国内の粒子線治療施設

陽子線		所在
稼働中	北海道大学病院陽子線治療センター	北海道
	札幌禎心会病院陽子線治療センター	北海道
	南東北がん陽子線治療センター	福島
	筑波大学附属病院陽子線医学利用研究センター	茨城
	国立がん研究センター東病院	千葉
	相澤病院　陽子線治療センター	長野
	静岡県立静岡がんセンター	静岡
	名古屋陽子線治療センター	愛知
	福井県立病院　陽子線がん治療センター	福井
	大阪陽子線クリニック	大阪
	兵庫県立粒子線医療センター	兵庫
	兵庫県立粒子線医療センター付属神戸陽子線センター	神戸
	岡山大学・津山中央病院共同運用　がん陽子線治療センター	岡山
	メディポリス国際陽子線治療センター	鹿児島
2018年稼働予定	札幌高機能放射線治療センター	北海道
	高井病院陽子線治療センター	奈良
	成田記念陽子線センター	愛知
	京都府立医科大学病院	京都
重粒子線		
稼働中	群馬大学医学部附属病院　重粒子線医学研究センター	群馬
	放射線医学総合研究所　重粒子医科学センター	千葉
	神奈川県立がんセンター　重粒子線治療施設	神奈川
	兵庫県立粒子線医療センター	兵庫
	九州国際重粒子線がん治療センター	佐賀
2018年稼働予定	大阪重粒子線センター	大阪

表 2 各種胆道癌に対する粒子線治療の治療成績

発表者	部位	線種	症例数	線量	化学療法併用	生存期間中央値（月）
Makita et al. 2014	肝内胆管, 肝門部, 遠位胆管, 胆囊	陽子線	28	50.6〜80 Gy/2〜3.2 Gy	種々	12
Ohkawa et al. 2015	肝内胆管	陽子線	12（根治照射のみ）	72.6 GyE/22回	なし	27.5
Hong et al. 2016	肝内胆管	陽子線	37	67.5 GyE/15回	なし	22.5
Abe et al. 2016	肝内胆管	重粒子線	7	52.8〜60 GyE/4回	なし	1年生存率100%
重粒子多施設	肝内胆管	重粒子線	63	52.8〜76 GyE/4〜26回	種々	26
兵庫県立粒子線医療センター	肝内胆管	陽子線もしくは重粒子線	81	50〜76 GyE/10〜26回	種々	39.5
	肝門部		41			23
	術後再発		15			14.5

内重粒子線治療施設5施設が参加した，肝内胆管癌に対する重粒子線治療の多施設後ろ向き試験の症例集積が終了しており，未発表ではあるものの，全63例の生存期間中央値26ヵ月，2年局所制御率64%というデータを得ている．

3．肝門部領域胆管癌と術後再発

肝門部領域や術後再発に対する粒子線治療については文献的報告が存在しないため，筆者の属する兵庫県立粒子線医療センターでの胆道癌に対する粒子線治療の後ろ向き解析結果を肝内胆管癌も併せて提示する．

2001年4月〜2016年12月に137例に対して陽子線もしくは重粒子線で治療を行った．当該施設は陽子線と重粒子線の両方を使用できる施設であるため，陽子線，重粒子線の両方の治療計画シミュレーションを行い，数値的，臨床的に優れたほうを選択した．陽子線，重粒子線のそれぞれの照射実例を図2に示す．肝内胆管癌81例（陽子線44例，重粒子線37例）の生存期間中央値は39.5ヵ月，肝門部領域胆管癌41例（陽子線21例，重粒子線20例）の生存期間中央値は23ヵ月，術後再発15例（陽子線12例，重粒子線3例）の生存

a 陽子線治療

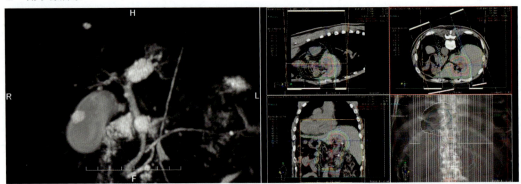

b 重粒子線治療

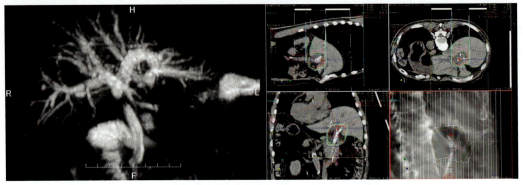

図2 肝門部領域胆管癌に対する粒子線治療の症例提示
a：陽子線治療を施行した例。対向に近い3門で照射されており，照射角度の自由度が高い。
b：重粒子線治療を施行した例。90度直行の2門で照射されている。陽子線と比較すると等線量線の幅が狭く，線量集中性が高い。

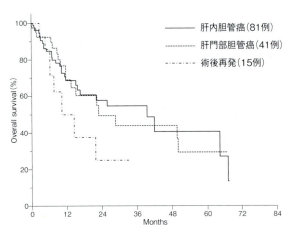

図3 粒子線治療（陽子線，重粒子線）の治療成績
全137例の全生存率のKaplan-Meierグラフを示す。

期間中央値は14.5ヵ月であった（図3）。どの病態においても陽子線，重粒子線の生存率や再発率などに有意差を認めなかった（図4）。術後再発において陽子線治療例の比率が高いのは，同センターにおいて多用されている切除不能膵癌に対する陽子線治療プロトコールが解剖学的に近似した胆道癌の術後再発に使いやすいという事情が大きい。

III. 考　察

以上の陽子線や重粒子線による胆道癌の治療成績は，例えばKimら[7]の報告における，局所進行（遠隔転移のない）の胆道癌に対するGEM + cisplatinによる化学療法の生存期間中央値13.8ヵ月と比較しても高い生存期間が示されている。またX線の報告と比較しても良好な成績が示されていると考える[2]。術後再発性胆道癌については比較すべき文献の報告がほとんどないため検討が困難であるが，今後取り組むべき対象として重要であると考えている。ただし，術後再発に対する粒子線治療は，胆管空腸吻合後の空腸の挙上や，原病や化学療法や切除後のるい痩による腹腔内脂肪の減少によって消化管の近接をきたすため，非常に照射しにくい。また，自験例では1年局所制御率が88％と高かったにもかかわらず生存期間中央値が14.5ヵ月と短かったことは，遠隔転移が死因となっている場合が多いためであり，照射するならば，できれば術後早期がよいと考えられる。さらには，粒子線治療そのものはほとんど侵襲を伴わないため，後述するように解剖

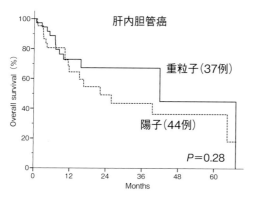 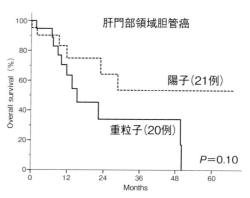

図4 陽子線,重粒子線それぞれの治療成績
肝内胆管癌(a),肝門部領域胆管癌(b)

学的に消化管がまだ遠方にある術前の状態で照射するほうがより安全である。

1.胆道癌における陽子線治療,重粒子線治療の適応

根治的放射線治療のもっともよい適応は遠隔転移のない切除不能の肝内胆管癌,肝門部領域胆管癌である。できればリンパ節転移はないほうがよいが,主腫瘍とリンパ節を連続した単一領域として設定できるのであれば根治照射は可能である。とくに予防照射領域を設定する場合には,画像上顕在的なリンパ節転移の有無はよほどの非連続病変でない限り大きな問題とはならない。

胆道癌術後再発に照射する場合,挙上空腸が必ず照射野に近接してくるため,根治照射が難しい場合が多い。したがって切除との併用療法を行う場合には,術後照射より術前照射のほうが行いやすい。X線でも試みられているように,術前化学放射線療法として粒子線治療を行うことで,X線を併用するよりもさらに根治性の高い,よりR0をめざした切除が可能になるのではないかと考える。まだ報告はないが,われわれの今後の取り組みとしたい。

2.陽子線治療,重粒子線治療の有害事象

胆道癌における陽子線,重粒子線治療後の有害事象として,消化管粘膜障害(2ヵ月後〜半年後のびらん・潰瘍・出血,半年後〜数年後の通過障害),肝機能障害(4ヵ月後〜6ヵ月後の肝機能障害・肝不全),胆管障害(数ヵ月後の胆道出血,数年後の胆道狭窄),皮膚障害(照射直後からの発赤,数ヵ月後からの色素沈着)などがあげられる[3〜6]。

おわりに

胆道癌は診断が難しく,根治切除困難な症例が多いにもかかわらず,化学療法の選択肢が少なく効果もまだ不十分な難治性癌の代表である。最近の技術の進歩により,従来であれば姑息的な線量のX線しか照射できなかった胆道癌の領域においても,定位放射線療法や強度変調放射線療法,陽子線治療や重粒子線治療を用いて根治照射が行えるようになってきた。とくに陽子線や重粒子線は被曝範囲を狭くすることができるため,胆道癌のような微細構造領域腫瘍への期待は高い。将来,粒子線治療を含めた放射線治療が胆道癌治療の第3軸となるように研究を続けていきたい。

参考文献

1) Valle J, Wasan H, Palmer DH, et al.: Cisplatin plus gemcitabine versus gemcitabine for biliary tract cancer. N Engl J Med 362: 1273-1281, 2010.
2) 寺嶋千貴:胆道癌に対する放射線治療,粒子線治療(陽子線,重粒子線).胆道 32:114-123, 2018.
3) Makita C, Nakamura T, Takada A, et al.: Clinical outcomes and toxicity of proton beam therapy for advanced cholangiocarcinoma. Radiat Oncol 9: 26, 2014.
4) Ohkawa A, Mizumoto M, Ishikawa H, et al.: Proton beam therapy for unresectable intrahepatic cholangiocarcinoma. J Gastroenterol Hepatol 30: 957-963, 2015.
5) Hong TS, Wo JY, Yeap BY, et al.: Multi-Institutional Phase II Study of High-Dose Hypofractionated Proton Beam Therapy in Patients With Localized, Unresectable Hepatocellular Carcinoma and Intrahepatic Cholangiocarcinoma. J Clin Oncol 34: 460-468, 2016.
6) Abe T, Shibuya K, Koyama Y, et al.: Initial Results of Hypofractionated Carbon Ion Radiotherapy for Cholangiocarcinoma. Anticancer Res 36: 2955-2960, 2016.
7) Kim BJ, Hyung J, Yoo C, et al.: Prognostic factors in patients with advanced biliary tract cancer treated with first-line gemcitabine plus cisplatin: retrospective analysis of 740 patients. Cancer Chemother Pharmacol 80: 209-215, 2017.

2005年に発刊された『急性胆管炎・胆嚢炎の診療ガイドライン』の改訂版！
TG13のモバイルアプリ(iphone,iPad,Android対応)がダウンロードできます!!

TG13新基準掲載！

急性胆管炎・胆嚢炎 診療ガイドライン2013

[第2版]

急性胆管炎・胆嚢炎診療ガイドライン改訂出版委員会

日本腹部救急医学会，日本肝胆膵外科学会，日本胆道学会，日本外科感染症学会，日本医学放射線学会

[目次]
序文
評価委員の言葉
- **第Ⅰ章** クリニカルクェスチョン一覧
- **第Ⅱ章** 本ガイドライン改訂の必要性と作成方法
- **第Ⅲ章** 定義・病態
- **第Ⅳ章** 急性胆管炎・胆嚢炎診療フローチャートと基本的初期治療
- **第Ⅴ章** 急性胆管炎の診断基準と重症度判定基準・搬送基準
- **第Ⅵ章** 急性胆嚢炎の診断基準と重症度判定基準・搬送基準
- **第Ⅶ章** 急性胆管炎・胆嚢炎に対する抗菌薬療法
- **第Ⅷ章** 急性胆管炎に対する胆管ドレナージの適応と手技
- **第Ⅸ章** 急性胆嚢炎に対する胆嚢ドレナージの適応と手技
- **第Ⅹ章** 急性胆嚢炎―手術法の選択とタイミング―
- **第ⅩⅠ章** その他の胆道炎
- **第ⅩⅡ章** 急性胆管炎・胆嚢炎診療ガイドラインの評価 ―DPCデータを用いた解析より―
- **第ⅩⅢ章** 急性胆管炎・胆嚢炎診療バンドル
- 索　引
- 付　録

サイズ・頁数：A4版・195頁
定価（本体　4,500円＋税）
ISBNコード：978-4-86517-000-9

詳しくは▶URL：http://www.igakutosho.co.jp　または、医学図書出版　で　検索

医学図書出版株式会社

〒113-0033　東京都文京区本郷2-29-8（大田ビル）
TEL：03-3811-8210　FAX：03-3811-8236
URL：http://www.igakutosho.co.jp
E-mail：info@igakutosho.co.jp

2013.4

■ニュース■

第45回　日本膵切研究会

会　　　期：平成30年8月24日（金）・25日（土）
会　　　場：ニューオータニイン札幌
当 番 会 長：平野　聡（北海道大学大学院医学研究院　消化器外科学教室Ⅱ　教授）
主なプログラム：1）全員討論会「DP-CARの諸問題」
　　　　　　　　2）「腹腔動脈合併尾側膵切除術における長期・短期成績に関する多施設共同後ろ向き研究」に関するアンケート報告
　　　　　　　　3）シンポジウム
　　　　　　　　　①膵癌集学的治療時代におけるPLsma郭清のベストプラクティス
　　　　　　　　　②門脈系合併切除の限界と長期成績
　　　　　　　　4）要望演題
　　　　　　　　　①渾身の1例—メスの限界と切除の効果—
　　　　　　　　　②反省の1例—失敗から学ぶ—
　　　　　　　　　③膵切除における低侵襲とは何か？
　　　　　　　　　④臨床的膵液瘻の管理
　　　　　　　　5）一般演題（ポスター）

お問い合わせ先：第45回日本膵切研究会　運営事務局
　　　　　　　　株式会社コングレ北海道支社
　　　　　　　　TEL：011-233-0005　E-mail：45jsps2018@congre.co.jp

＊　　　＊　　　＊

編集後記

　胆道癌の治療成績はいまだ十分なものとはいえず多くの固形癌の中でも膵癌についで外科切除後の成績が悪い疾患である。しかし外科切除が唯一の根治しえる治療法であることには全く変わりはない。さまざまな化学療法が臨床試験で試みられてきたが現在エビデンスとしてFirst Lineの化学療法のレジメンとしてあげられるのがGemcitabine＋CDDPである。しかしこのもっとも有効とされる抗がん剤レジメンでさえ2年を越えて5年という長期生存期間を得るのはほぼ困難である。外科切除例のなかで予後規定因子として良好なものを検討した解析で常にあげられるのがR0切除，すなわちSurgical margin陰性の外科切除である。したがってR0に外科切除を終えることがいかに重要か，またR0切除にする術前プラン，術中操作，術後治療を各々視点において今回の特集を組ませていただいた。当然術前ではどのような画像診断でどのようなR0外科切除を選択すべきかがポイントであり，術中においては術前診断に合致した精緻な手術をどのように行っていくかがポイントである。術後においてはR0切除後の患者さんの管理は勿論であるが万が一R1切除に終わった患者さんに対してどのような補助療法が考えられるのかを述べていただいた。胆道癌に対してのlocal therapyの代表格である外科切除の胆道癌患者さんにもっとも有効に供与することを外科医は常に念頭において診療に当たるべきであろう。そのような姿勢で術前補助化学療法を用いての切除不能局所進行胆道癌に対してのConversion surgeryなども検討していくべきであろう。このようなMulti-modalityを上手く用いての胆道癌治療戦略を構築してくことで胆道癌に対する治療成績が今後更に進歩することを期待したい。

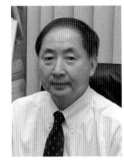

宮崎　勝

● 広告掲載主一覧（五十音順）

アステラス製薬㈱……………中付　　㈱イノメディックス……………中付　　大鵬薬品工業㈱……………… 表2
ゼオンメディカル㈱…………目次下　　㈱ヤクルト本社………………中付

編集委員長	田中　雅夫
編集委員	乾　和郎・宮崎　勝・福嶋　敬宜・村上　康二・伊佐山浩通・糸井　隆夫・古瀬　純司 山口　武人・高折　恭一・伊藤　鉄英・遠藤　格・神澤　輝実・杉山　政則・海野　倫明 山上　裕機・清水　京子
編集顧問	中村　耕三・細田　四郎・竹内　正・斎藤　洋一・鈴木　範美・中澤　三郎・藤田　力也 川原田嘉文・高崎　健・税所　宏光・大井　至・野田　愛司・渡辺伸一郎・有山　襄 跡見　裕・武田　和憲・安田　秀喜・高田　忠敬・竜　崇正・安藤　久實・白鳥　敬子 渡邊　五朗・天野　穂高

胆と膵　Ⓒ 2018

平成30年7月　Vol. 39／No. 7
（毎月1回15日発行）
定価（本体2,900円＋税）
臨時増刊特大号　定価（本体5,000円＋税）
年間購読料（本体39,800円＋税）
（年間13冊分）
ISBN 978-4-86517-278-2 C3047

発行日　平成30年7月15日
編集責任者　田中雅夫
発行者　鈴木文治
発行所　〒113-0033 東京都文京区本郷2-29-8　大田ビル
　　　　医学図書出版株式会社
　　　　電話（03）3811-8210（代）　FAX（03）3811-8236
　　　　E-mail：tantosui@igakutosho.co.jp
　　　　振替口座　00130-6-132204

・広告掲載のお申込みについては，出入りの代理店にお申付け下さい。
・Published by IGAKU TOSHO SHUPPAN Co. Ltd. 2-29-8 Ohta Bldg. Hongo Bunkyo-ku, Tokyo Ⓒ 2018, Printed in Japan.
・本誌に掲載された著作物の複写・転載およびデータベースへの取り込みおよび送信に関する許諾権は医学図書出版株式会社が保有しています。
　JCOPY 〈（社）出版者著作権管理機構　委託出版物〉
・本誌の無断複写は著作権法上での例外を除き禁じられています。複写される場合は，その都度事前に（社）出版者著作権管理機構（電話 03-3513-6969，e-mail：info@jcopy.or.jp）の許諾を得てください。

胆と膵 次号予告 Vol.39 No.8
（2018年8月15日発売予定）

特集 胆管内乳頭状腫瘍（IPNB）の病態と診療の現状
（企画：乾　和郎）

序文：IPNBの疾患概念—現状におけるコンセンサスとコントラバーシ—	窪田　敬一
IPNBの歴史的背景	中沼　安二
IPNBの肉眼分類の提唱（日韓共同研究の進捗状況も含めて）	窪田　敬一
IPNBの病理組織診断	全　　陽
IPNBは独立した疾患か？	尾上　俊介
IPNBの発生部位からみた臨床病理学的検討	松本　尊嗣
胆管内乳頭状腫瘍（IPNB）：粘液産生の有無による亜分類	水間　正道
胆管内乳頭状腫瘍（IPNB）と膵管内乳頭粘液性腫瘍（IPMN）の比較	加藤　博之
IPNBのCT/MRI画像による鑑別診断	小坂　一斗
IPNBの経口胆道鏡による診断	山本健治郎
IPNBの至適術式	植村修一郎
IPNBの外科的治療成績	大塚　将之
IPNBと乳頭状胆管癌の治療成績の比較	山本　玄

◆ 今後の特集予定 ◆

Vol.39 No.9 　　ここまで来た！膵癌の早期診断（企画：山上　裕機）

Vol.39 No.10　　胆道癌の薬物療法：Up-to-Date（企画：古瀬　純司）

Vol.39 No.6　2018年6月号

特集：胆膵疾患と性差医学

企画：神澤　輝実

- Personalized 医療としての性差医学・医療　　白鳥　敬子
- 原発性胆汁性胆管炎（PBC）の性差の観点からみた特徴　　谷合麻紀子ほか
- 性差による臨床像の差違
  ―膵・胆管合流異常と先天性胆道拡張症―　　神澤　輝実ほか
- 性差による臨床像の差違―胆管内乳頭状腫瘍―　　窪田　敬一ほか
- 性差による臨床像の差違―胆石症―　　正田　純一
- 性差による臨床像の差違―胆囊癌―　　堅田　朋大ほか
- 性差による慢性膵炎の臨床的特徴の差異　　阪上　順一ほか
- 性差による臨床像の差違―自己免疫性膵炎―　　田原　純子ほか
- 性差による臨床像の差違―膵粘液性囊胞腫瘍（MCN）―　　鈴木　裕ほか
- 性差による臨床像の差違―膵漿液性囊胞腫瘍（SCN）―　　渡邊　利広ほか
- 性差による臨床像の差違
  ―Solid Pseudopapillary Neoplasm（SPN）―　　花田　敬士ほか
- 妊娠と胆膵疾患　　大屋　敏秀ほか
- アルコールと女性　　菊田　和宏ほか
- 化学療法の有効性と副作用と性差　　古瀬　純司ほか
- 女性における放射線診断ならびに放射線治療による被曝の留意点　　唐澤　克之
- ●症例　巨大胆囊の1例　　鈴木　範明ほか
- ●症例　腎細胞癌胆囊転移の1例―本邦報告36例の集計―　　中沢　和之ほか

Vol.39 No.4　2018年4月号

特集：Precision medicine をめざした胆道・膵悪性腫瘍ゲノム医療の最前線

企画：山口　武人

- 膵・胆道悪性腫瘍の分子診断から治療への動向　　永瀬　浩喜
- 胆道癌のゲノム・遺伝子異常　　柴田　龍弘
- 次世代シークエンサーを用いたがん関連遺伝子解析の課題　　横井　左奈
- 膵癌・胆囊癌におけるリキッドバイオプシーを用いたがん遺伝子解析　　西尾　和人ほか
- 血中マイクロRNA測定による膵癌・胆道癌の早期診断　　松﨑潤太郎ほか
- EUS-FNA検体を用いた膵癌ゲノム解析の現状と課題　　須藤研太郎
- ヒト膵癌オルガノイド培養を用いた薬剤感受性評価の展望　　上野　康晴ほか
- がん遺伝子パネル検査におけるクリニカルシーケンスカンファレンスの役割―膵癌における免疫チェックポイント阻害剤の可能性―　　金井　雅史ほか
- 膵癌・胆道癌に対するクリニカルシーケンス―SCRUM-Japanの取り組み―　　大場　彬博ほか
- 網羅的がん遺伝子検査を用いた胆道・膵癌個別化医療の実践　　林　秀幸
- 膵癌・胆道癌のリスク因子：環境要因と遺伝要因　　岩崎　基
- ●症例　診断に難渋しEUS-FNAを施行した膵リンパ上皮囊胞の1例　　増田　智成ほか
- ●症例　術前DIC-CTおよび術中胆道造影により副交通胆管枝を確認し安全に腹腔鏡下胆囊摘出術を施行した胆囊結石症の1例　　荒井　啓輔ほか
- ●症例　主膵管全体に進展するintraductal papillary mucinous neoplasmに対し膵全摘術を施行した1例　　鈴木　優美ほか
- ●症例　膵管不完全癒合の腹側膵管尾側端に発生したintraductal papillary-mucinous carcinoma（IPMC）の1例　　佐藤　辰宣ほか

Vol.39 No.5　2018年5月号

特集：胆道・膵疾患術後の晩期障害

企画：遠藤　格

- 胆道再建部狭窄・胆管炎・肝内結石―経口（内視鏡的）アプローチ―　　岩崎　暁人ほか
- 胆道再建部狭窄・胆管炎・肝内結石―経皮アプローチ―　　三好　広尚ほか
- 胆道再建部狭窄・肝内結石―外科的アプローチ―　　樋口　亮太ほか
- 遺残胆囊・胆囊管結石および胆囊管断端神経腫　　山本　淳ほか
- 門脈閉塞による静脈瘤―外科的アプローチ―（Rex shunt）　　岡島　英明ほか
- 門脈狭窄による静脈瘤の成人例―経皮的アプローチ―　　伊神　剛ほか
- 小児肝移植後の晩期門脈関連合併症に対する経皮的カテーテル治療について　　平田　義弘ほか
- 膵癌に対する脾静脈合併切除を伴う膵頭十二指腸切除後の左側門脈圧亢進症　　小野　嘉大ほか
- 膵頭十二指腸切除（PD）後の脂肪肝　　坂口　充弘ほか
- 膵性糖尿病と膵性下痢　　高野　重紹ほか
- 脾摘後重症感染症について―予防と対策―　　橋本　直樹
- 膵・胆管合流異常，先天性胆道拡張症分流手術後の胆道癌　　大塚　英郎ほか
- 膵消化管吻合部狭窄に対する内視鏡治療　　松波　幸寿ほか
- 膵全摘術後栄養障害とQOL　　松本　逸平ほか
- 先天性胆道拡張症術後のAYA世代の管理　　松浦　俊治ほか
- 葛西手術後の長期管理　　田中　拡ほか
- 慢性膵炎に対するFrey手術後の再燃・発癌　　江川　新一ほか

Vol.39 No.3　2018年3月号

特集：胆囊癌―術前診断に応じた治療を再考する―

企画：海野　倫明

- はじめに―術前診断に応じた胆囊癌治療―　　海野　倫明ほか
- 胆囊癌の疫学　　松山　隆生ほか
- 胆囊癌のリスクファクター　　神澤　輝実ほか
- 胆囊癌の病理形態学的特徴と画像診断　　清野　浩子ほか
- 胆囊癌の鑑別診断と深達度診断―超音波検査―　　岡庭　信司ほか
- 胆囊癌の鑑別診断と進展度診断―超音波内視鏡―　　菅野　敦ほか
- 胆囊癌の鑑別診断と進展度診断―CT―　　松原　崇史ほか
- MRIによる胆囊癌の鑑別診断と進展度診断　　浦川　博史ほか
- 胆囊癌の鑑別診断と深達度診断―PET診断―　　岩渕　雄ほか
- 胆囊癌の術前診断に応じた治療方針―T1胆囊癌―　　石原　慎ほか
- 胆囊癌の術前診断に応じた治療方針―T2胆囊癌―　　坂田　純ほか
- 胆囊癌の術前診断に応じた治療方針―T3胆囊癌―　　千田　嘉毅ほか
- 胆囊癌の術前診断に応じた治療方針―T4胆囊癌―　　土川　貴裕ほか
- 治療開始前にリンパ節転移陽性と診断した胆囊癌に対する治療戦略　　小林　省吾ほか
- 切除後に判明した偶発胆囊癌　　味木　徹夫ほか
- 胆囊癌の術前診断に応じた治療方針―コンバージョン切除―　　久保木　知ほか
- 切除不能胆囊癌に対する全身化学療法　　小林　智ほか

Vol.39 No.2　2018年2月号

●連載
ちょっと気になる胆・膵画像―ティーチングファイルから―
第38回　膵神経内分泌腫瘍の診断
　―ソマトスタチン受容体シンチグラフィー，
　他モダリティーを用いた画像診断―
　　　　　　　　　　　　　　　　　小山奈緒美ほか

特集：オートファジー～胆膵疾患とのかかわりについて～
　　　　　　　　　　　　　　　　　企画：清水　京子
オートファジーと疾患とのかかわり
　　　　　　　　　　　　　　　　　高橋　俊作ほか
オートファジーの制御機構と活性測定法
　　　　　　　　　　　　　　　　　千野　遥ほか
選択的オートファジーとKeap1-Nrf2系の関連
　　　　　　　　　　　　　　　　　濱田　晋ほか
発がん機構におけるオートファジーのかかわり
　　　　　　　　　　　　　　　　　清水　重臣
急性膵炎におけるオートファジーとエンドサイトーシス
　　　　　　　　　　　　　　　　　眞嶋　浩聡ほか
膵炎とオートファジー―リソソーム系
　　　　　　　　　　　　　　　　　大村谷昌樹ほか
膵癌進展と膵星細胞のオートファジー
　　　　　　　　　　　　　　　　　仲田　興平ほか
膵癌治療におけるオートファジー制御の意義
　　　　　　　　　　　　　　　　　橋本　大輔ほか
胆道疾患におけるオートファジーの関与
　　　　　　　　　　　　　　　　　佐々木素子
オートファジーと糖尿病
　　　　　　　　　　　　　　　　　福中　彩子ほか
●研究
電気伝導方式ESWL機材を併用した内視鏡的膵石治療
　　　　　　　　　　　　　　　　　佐貫　毅ほか

Vol.39 No.1　2018年1月号

●新春特別企画
―平成30年―　胆・膵領域はこう展開する
　　　　　　　　　　　　　　　　　胆と膵編集委員会編
●連載
ちょっと気になる胆・膵画像―ティーチングファイルから―
第37回　膵管狭窄を合併したセロトニン陽性膵神経内分泌腫瘍
　の1例
　　　　　　　　　　　　　　　　　松浦　智徳ほか

特集：これだけは知っておきたい膵外傷のマネージメント
　　　　　　　　　　　　　　　　　企画：杉山　政則
膵外傷の機序と病態
　　　　　　　　　　　　　　　　　加地　正人ほか
膵外傷の診療体系
　　　　　　　　　　　　　　　　　船曵　知弘
膵損傷のCT診断
　　　　　　　　　　　　　　　　　池田　慎平ほか
膵外傷のMRI/MRCP診断
　　　　　　　　　　　　　　　　　小澤　瑞生ほか
膵外傷のERCP診断
　　　　　　　　　　　　　　　　　栗栖　茂
膵外傷のEUS診断
　　　　　　　　　　　　　　　　　杉山　政則ほか
膵外傷の治療体系
　　　　　　　　　　　　　　　　　若狭　悠介ほか
膵外傷に対する膵縫合，ドレナージ術
　　　　　　　　　　　　　　　　　安藤　恭久ほか
膵外傷に対する膵分節切除再建手術
　―Letton-Wilson法，Bracey法
　　　　　　　　　　　　　　　　　村上　壮一ほか
膵外傷に対する膵切除術
　　　　　　　　　　　　　　　　　小林慎二郎ほか
膵外傷に対する内視鏡治療
　　　　　　　　　　　　　　　　　松波　幸寿ほか
膵損傷に対するIVR
　　　　　　　　　　　　　　　　　三浦　剛史ほか
ダメージコントロールサージェリー
　　　　　　　　　　　　　　　　　久志本成樹ほか
●話題
胆膵疾患の内視鏡治療―歴史編―
　　　　　　　　　　　　　　　　　藤田　力也
胆膵疾患の内視鏡治療―現状と将来―
　　　　　　　　　　　　　　　　　河本　博文

Vol.38 No.12　2017年12月号

特集：膵神経内分泌腫瘍診療の最前線
　　　　　　　　　　　　　　　　　企画：伊藤　鉄英
膵神経内分泌腫瘍の新たな病理組織分類　WHO 2017
　　　　　　　　　　　　　　　　　笹野　公伸ほか
膵神経内分泌腫瘍（PanNEN）における予後・治療効果予測
　―TNM分類を含めて―
　　　　　　　　　　　　　　　　　長村　義之
コラム①：膵神経内分泌腫瘍の全ゲノム解析
　　　　　　　　　　　　　　　　　河邉　顕
新規がん抑制遺伝子PHLDA3は膵神経内分泌腫瘍攻略における
　もっとも重要な分子の一つである
　　　　　　　　　　　　　　　　　友杉　充宏ほか
膵神経内分泌腫瘍と遺伝性疾患
　　　　　　　　　　　　　　　　　櫻井　晃洋
機能性膵神経内分泌腫瘍の存在診断・局在診断
　　　　　　　　　　　　　　　　　植田圭二郎ほか
膵神経内分泌腫瘍に対する ^{111}In ペンテトレオチドを用いた
　ソマトスタチン受容体シンチグラフィー（SRS）の有用性と
　今後の展開
　　　　　　　　　　　　　　　　　小林　規俊ほか
膵神経内分泌腫瘍に対する ^{68}Ga DOTATOCの有用性と
　今後の展開
　　　　　　　　　　　　　　　　　中本　隆介ほか
膵神経内分泌腫瘍に対する外科治療
　　　　　　　　　　　　　　　　　中島　陽平ほか
進行性膵神経内分泌腫瘍に対するランレオチドの有用性
　　　　　　　　　　　　　　　　　伊藤　鉄英ほか
切除不能高分化型膵神経内分泌腫瘍（NET G1/G2/G3）
　に対する薬物療法―新しいWHO分類2017をふまえて―
　　　　　　　　　　　　　　　　　森実　千種ほか
切除不能低分化型膵神経内分泌癌（panNEC-G3）の
　特徴と薬物療法
　　　　　　　　　　　　　　　　　栗田　裕介ほか
膵神経内分泌腫瘍に対するPeptide Receptor Radionuclide
　Therapy（PRRT）
　　　　　　　　　　　　　　　　　絹谷　清剛
コラム②：膵神経内分泌腫瘍と国際神経内分泌腫瘍連盟
　（International Neuroendocrine Cancer Alliance：INCA）
　　　　　　　　　　　　　　　　　眞島　喜幸
コラム③：Global ReGISTry NETworkの構築と今後の展望
　　　　　　　　　　　　　　　　　阪峯　基広
●連載
その「世界」の描き方＜第11回＞
　早期の癌に挑む―髙木　國夫先生―
　　　　　　　　　　　　　　　　　福嶋　敬宜
●症例
残胃血流評価として術中ICG蛍光造影が有用であった
　幽門側胃切除術後膵体尾部切除の1例
　　　　　　　　　　　　　　　　　市川　洋平ほか

Vol.38 No.11　2017年11月号

特集：局所進行膵癌の治療限界に挑む
　　　　　　　　　　　　　　　　　企画：山上　裕機
序文
　　　　　　　　　　　　　　　　　山上　裕機
膵癌取扱い規約第7版における切除可能性分類
　　　　　　　　　　　　　　　　　加藤　弘幸ほか
局所進行切除不能膵癌のconversion surgeryへのタイミング
　　　　　　　　　　　　　　　　　里井　壯平ほか
局所進行膵癌の術前治療後の画像診断
　　　　　　　　　　　　　　　　　小川　浩ほか
局所進行膵癌に対する術前化学療法の組織学的効果判定
　　　　　　　　　　　　　　　　　全　陽
局所進行膵癌に対する門脈合併切除
　　　　　　　　　　　　　　　　　祐川　健太ほか
局所進行膵癌に対するmesenteric approach
　　　　　　　　　　　　　　　　　廣野　誠子ほか
局所進行膵癌に対する肝動脈合併切除の治療成績
　　　　　　　　　　　　　　　　　天野　良亮ほか
局所進行膵体部癌に対する腹腔動脈合併尾側膵切除の治療成績
　　　　　　　　　　　　　　　　　中村　透ほか
腹腔動脈合併膵体尾部切除術の合併症対策
　　　　　　　　　　　　　　　　　岡田　健一ほか
局所進行切除不能膵癌に対する化学療法
　　　　　　　　　　　　　　　　　古瀬　純司
局所進行切除不能膵癌に対する化学放射線療法
　　　　　　　　　　　　　　　　　井岡　達也ほか
局所進行切除不能膵癌に対する強度変調放射線療法（IMRT）を
　用いた化学放射線治療
　　　　　　　　　　　　　　　　　後藤　容子ほか
局所進行膵癌に対する重粒子線治療
　　　　　　　　　　　　　　　　　山田　滋ほか
局所進行切除不能膵癌に対するナノナイフ治療
　　　　　　　　　　　　　　　　　森安　史典ほか
●症例
超音波内視鏡により乳頭括約筋機能障害が疑われた
　胆嚢摘出後症候群の1例
　　　　　　　　　　　　　　　　　福岡　英志ほか
●症例
膵頭十二指腸切除後の難治性腹腔内出血に対する
　一期的膵吻合再建の経験
　　　　　　　　　　　　　　　　　梁　英樹ほか

Vol.38 臨時増刊特大号　2017年10月号増刊

特集：胆膵EUSを極める
—私ならこうする（There is always a better way）—
　　　　　　　　　　　　　　　　　　　　企画：糸井　隆夫

序文：胆膵EUSを極める—There is always a better way—
　　　　　　　　　　　　　　　　　　　　　　　糸井　隆夫

診　断

ラジアル型EUS標準描出法
　　　　　　　　　　　　　　　　　　　　萬代晃一朗ほか
コンベックス走査型EUSによる標準描出法
　　　　　　　　　　　　　　　　　　　　　佐藤　愛ほか
超音波内視鏡の進歩　直視コンベックス型EUS標準描出法
　　　　　　　　　　　　　　　　　　　　岩井　知久ほか
造影EUS
　　　　　　　　　　　　　　　　　　　　今津　博雄ほか
EUSエラストグラフィ
　　　　　　　　　　　　　　　　　　　　大野栄三郎ほか
胆膵疾患に対するEUS-FNA—われわれはこうしている—
　　　　　　　　　　　　　　　　　　　　石田　祐介ほか
EUS-FNA 私はこうする
　　　　　　　　　　　　　　　　　　　　花田　敬士ほか
EUS-FNA—私はこうする—
　　　　　　　　　　　　　　　　　　　　蘆田　玲子ほか
EUS-FNA—私はこうする—
　　　　　　　　　　　　　　　　　　　　良沢　昭銘
EUS-FNA—私はこうする—
　　　　　　　　　　　　　　　　　　　　菅野　敦ほか
EUS-FNA—パターン別　穿刺困難例を克服—
　　　　　　　　　　　　　　　　　　　　佐藤　高光ほか
EUS-FNA 私ならこうする
　—確実で臨床に即した組織細胞診をめざして—
　　　　　　　　　　　　　　　　　　　　深見　悟生ほか

治　療

膵炎に伴う膵および膵周囲液体貯留に対するドレナージ術
　（含　ネクロセクトミー）—私はこうする—
　　　　　　　　　　　　　　　　　　　　入澤　篤志ほか
膵周囲液体貯留（PFC）ドレナージ（含むネクロセクトミー）
　—私はこうする—
　　　　　　　　　　　　　　　　　　　　金　俊文ほか
膵周囲液体貯留（PFC）ドレナージ（含ネクロセクトミー）
　—私ならこうする—
　　　　　　　　　　　　　　　　　　　　向井俊太郎ほか
術後再建腸管症例に対する肝内胆管ドレナージ術（HGS, HJS）
　—私はこうする—
　　　　　　　　　　　　　　　　　　　　塩見　英之ほか
肝内胆管ドレナージ（HGS，HJS）—私はこうする—
　　　　　　　　　　　　　　　　　　　　伊佐山浩通ほか
肝内胆管ドレナージ（HGS，HJS）—私はこうする—
　　　　　　　　　　　　　　　　　　　　小倉　健ほか
EUSガイド下肝外胆管ドレナージ（EUS-guided
　choledochoduodenostomy：EUS?CDS）—私はこうする—
　　　　　　　　　　　　　　　　　　　　原　和生ほか
遠位胆管狭窄に対するEUS-CDS—われわれはこうする—
　　　　　　　　　　　　　　　　　　　　伊藤　啓ほか
EUSガイド下順行性ステンティング
　　　　　　　　　　　　　　　　　　　　田中　麗奈ほか
胆管ランデブー
　　　　　　　　　　　　　　　　　　　　岩下　拓司ほか
胆管結石除去術
　　　　　　　　　　　　　　　　　　　　土屋　貴愛ほか
胆嚢ドレナージ—私はこうする—
　　　　　　　　　　　　　　　　　　　　三長　孝輔ほか
胆嚢ドレナージ—私はこうする—
　　　　　　　　　　　　　　　　　　　　辻　修二郎ほか
EUSガイド下膵管ドレナージ—私はこうする—
　　　　　　　　　　　　　　　　　　　　原　和生ほか
EUSガイド下膵管ドレナージ
　　　　　　　　　　　　　　　　　　　　糸井　隆夫ほか
膵管ランデブー
　　　　　　　　　　　　　　　　　　　　矢根　圭ほか
EUSガイド下腹腔神経叢ブロック—私はこうする—
　　　　　　　　　　　　　　　　　　　　安田　一朗ほか
癌性疼痛に対する腹腔神経叢ブロック—私はこうする—
　　　　　　　　　　　　　　　　　　　　石渡　裕俊ほか

●座談会
EUSを極める—教育法と今後の動向—
　　　　　糸井　隆夫（司会），入澤　篤志，安田　一朗，
　　　　　良沢　昭銘，潟沼　朗生，土屋　貴愛

Vol.38 No.10　2017年10月号

●連載
ちょっと気になる胆・膵画像—ティーチングファイルから—
第36回　主膵管内腫瘍栓を呈した腺房細胞癌の1例
　　　　　　　　　　　　　　　　　　　　小川　浩ほか

特集：急性胆嚢炎に対する最新のマネージメント
　　　　　　　　　　　　　　　　　　　　企画：伊佐山浩通

序文：治療戦略と胆嚢ドレナージ法の概要
急性胆嚢炎の発症機序と鑑別診断のコツ
　　　　　　　　　　　　　　　　　　　　竹中　完ほか
ガイドラインからみた急性胆嚢炎のマネージメント
　—内科の立場から—
　　　　　　　　　　　　　　　　　　　　露口　利夫ほか
ガイドラインから見た急性胆嚢炎のマネージメント
　—外科の立場から—
　　　　　　　　　　　　　　　　　　　　三浦　文彦ほか
急性胆嚢炎に対する経乳頭的胆嚢ドレナージ術の適応とテクニック
　　　　　　　　　　　　　　　　　　　　河上　洋ほか
超音波内視鏡ガイド下胆嚢ドレナージ術の適応とテクニック
　　　　　　　　　　　　　　　　　　　　松原　三郎ほか
急性胆嚢炎に対する経皮的アプローチの適応とテクニック
　　　　　　　　　　　　　　　　　　　　伊藤　啓ほか
ドレナージ後の胆嚢摘出術：蛍光ナビゲーションと
　超音波内視鏡ガイド下ドレナージ
　　　　　　　　　　　　　　　　　　　　河口　義邦ほか
蛍光イメージング下胆嚢摘出術の実際とコツ
　　　　　　　　　　　　　　　　　　　　石沢　武彰ほか
穿孔を起こした急性胆嚢炎の外科的マネージメント
　　　　　　　　　　　　　　　　　　　　澁谷　誠ほか
穿孔を起こした急性胆嚢炎の内科的マネージメント
　　　　　　　　　　　　　　　　　　　　斉藤　紘昭ほか
急性胆嚢炎切除不能例のマネージメント
　　　　　　　　　　　　　　　　　　　　田村　崇ほか
Mirizzi症候群の内視鏡的マネージメント
　　　　　　　　　　　　　　　　　　　　松波　幸寿ほか
無石胆嚢炎のマネージメント
　　　　　　　　　　　　　　　　　　　　塩見　英之ほか
急性胆嚢炎胆管結石合併例のマネージメント
　　　　　　　　　　　　　　　　　　　　細野　邦広ほか
胆嚢癌合併例のマネージメント
　　　　　　　　　　　　　　　　　　　　中西　喜嗣ほか

Vol.38 No.9　2017年9月号

膵臓・膵島移植 Up-to-Date
　　　　　　　　　　　　　　　　　　　　企画：高折　恭一

膵臓・膵島移植の最前線
　　　　　　　　　　　　　　　　　　　　穴澤　貴行ほか
膵臓移植の現況
　　　　　　　　　　　　　　　　　　　　浅岡　忠史ほか
膵臓移植の手術手技 Up-to-Date
　　　　　　　　　　　　　　　　　　　　伊藤　泰平ほか
生体膵臓移植 Up-to-Date
　　　　　　　　　　　　　　　　　　　　剣持　敬ほか
膵臓移植の免疫制御療法 Up-to-Date
　　　　　　　　　　　　　　　　　　　　大段　秀樹
1型糖尿病に対するislet replacement therapyとしての
　膵臓移植の効果
　　　　　　　　　　　　　　　　　　　　馬場園哲也ほか
膵島移植の現況
　　　　　　　　　　　　　　　　　　　　穴澤　貴行ほか
膵島分離・移植におけるイノベーション
　　　　　　　　　　　　　　　　　　　　後藤　昌史
膵島移植の免疫抑制法 Up-to-Date
　　　　　　　　　　　　　　　　　　　　野口　洋文ほか
膵島移植における新たな移植方法
　　　　　　　　　　　　　　　　　　　　角　昭一郎
自家膵島移植 Up-to-Date
　　　　　　　　　　　　　　　　　　　　丸山　通広ほか
異種膵島移植の展望
　　　　　　　　　　　　　　　　　　　　霜田　雅之
膵臓・膵島再生研究の現状と展望
　　　　　　　　　　　　　　　　　　　　伊藤　遼ほか

●症例
短期間で急速に増大した膵管内乳頭粘液性腫瘍を伴わない
　膵粘液癌の1切除例
　　　　　　　　　　　　　　　　　　　　中橋　剛一ほか
成人男性に発症し横行結腸間膜への浸潤を認めた
　膵solid-pseudopapillary neoplasmの1例
　　　　　　　　　　　　　　　　　　　　佐久間　淳ほか

Vol.38 No.8　2017年8月号

●連載
ちょっと気になる胆・膵画像―ティーチングファイルから―
　第35回　破裂による腹膜炎を契機に発見された
　　膵粘液性嚢胞腫瘍の1例
　　　　　　　　　　　　　　　　清永　麻紀ほか

特集：膵癌治療の最前線―諸問題の解決にむけた取り組み―
　　　　　　　　　　　　　　　企画：古瀬　純司

家族性膵癌の治療
　　　　　　　　　　　　　　　　松林　宏行ほか
浸潤性膵管癌に対する合成セクレチンを用いた
　膵液細胞診の診断能
　　　　　　　　　　　　　　　　武田　洋平ほか
Borderline resectable 膵癌に対する gemcitabine 併用術前
　化学放射線療法―Oncological な視点から見た Resectability
　の問題点について―
　　　　　　　　　　　　　　　　髙橋　秀典ほか
T4 膵癌に対する手術を前提とした化学放射線療法の治療成績
　　　　　　　　　　　　　　　　岸和田昌之ほか
MRI 拡散強調画像による
　Borderline resectable 膵癌術前治療効果判定の取り組み
　　　　　　　　　　　　　　　　岡田　健一ほか
切除不能膵癌に対する FOLFIRINOX 療法とゲムシタビン＋
　ナブパクリタキセル療法の現状―Conversion rate と治療成績―
　　　　　　　　　　　　　　　　夏目　誠治ほか
局所進行膵癌における治療奏効例に対する治療戦略
　―Conversion surgery の適応についての考察―
　　　　　　　　　　　　　　　　須藤研太郎ほか
切除不能膵癌に対する化学療法―FOLFIRINOX 療法と
　ゲムシタビン＋ナブパクリタキセル療法をどう使い分けるか？
　　　　　　　　　　　　　　　　尾阪　将人ほか
高齢者膵癌に対する手術適応についての多施設共同研究
　　　　　　　　　　　　　　　　庄　　雅之ほか
高齢者膵癌に対する化学療法―包括的高齢者機能評価と治療選択―
　　　　　　　　　　　　　　　　小林　　智ほか
膵癌に対する免疫療法：治療開発の趨勢
　　　　　　　　　　　　　　　　石井　　浩ほか
膵癌の癌性疼痛に対する
　EUS ガイド下神経叢ブロック（融解）術の有用性
　　　　　　　　　　　　　　　　宮田　　剛ほか

Vol.38 No.7　2017年7月号

特集：十二指腸乳頭部癌―現状の問題点と今後の展望―
　　　　　　　　　　　　　　　企画：宮崎　　勝

十二指腸乳頭部の腫瘍性病変の病理
　　　　　　　　　　　　　　　　羽賀　敏博ほか
内視鏡時に肉眼的に癌を疑うべき病変はどのようなものか？
　　　　　　　　　　　　　　　　本定　三季ほか
In situ の乳頭部癌はどの程度正確に診断可能か？
　　　　　　　　　　　　　　　　松原　三郎ほか
十二指腸乳頭部癌の組織学的亜型と臨床的意義
　　　　　　　　　　　　　　　　岡野　圭一ほか
十二指腸乳頭部腫瘍における生検病理診断と胆汁細胞診を
　どう判断するか―臨床側の立場から―
　　　　　　　　　　　　　　　　山本　慶郎ほか
胆道癌取扱い規約第6版からみた乳頭部癌進展度分類の問題点
　　　　　　　　　　　　　　　　大塚　将之ほか
十二指腸乳頭部腫瘍の十二指腸壁浸潤はどこまで診断可能か？
　　　　　　　　　　　　　　　　伊藤　　啓ほか
乳頭部癌の膵実質浸潤診断はどこまで可能か？
　　　　　　　　　　　　　　　　太和田勝之ほか
十二指腸乳頭部腫瘍の胆管内および膵管内進展は
　どこまで診断可能か？―EUS・IDUS を中心に―
　　　　　　　　　　　　　　　　小松　直広ほか
乳頭部癌の術前リンパ節転移診断
　　　　　　　　　　　　　　　　伊関　雅裕ほか
ガイドラインからみた乳頭部癌の治療方針の妥当性
　　　　　　　　　　　　　　　　森　　泰寿ほか
内視鏡的乳頭切除術の手技とその適応は？
　　　　　　　　　　　　　　　　川嶋　啓揮ほか
経十二指腸的乳頭部切除の手技とその適応は？
　　　　　　　　　　　　　　　　今村　直哉ほか
膵頭十二指腸切除は乳頭部癌すべてに適応すべきか？
　　　　　　　　　　　　　　　　北畑　裕司ほか
膵温存十二指腸切除は安全に施行可能なオプションか？
　　　　　　　　　　　　　　　　後藤　晃紀ほか
乳頭部癌に対する腹腔鏡下膵頭十二指腸切除の適応
　　　　　　　　　　　　　　　　永川　裕一ほか
●研究
肝外胆管癌切除例における胆管断端陽性例の予後
　　　　　　　　　　　　　　　　志摩　泰生ほか
●症例
膵・胆管合流異常を伴わない広義の先天性胆道拡張症の2例
　　　　　　　　　　　　　　　　三宅　　啓ほか

Vol.38 No.6　2017年6月号

特集：硬化性胆管炎の診療における最近の進歩
　　　　　　　　　　　　　　　企画：乾　　和郎

硬化性胆管炎診療の歴史的変遷
　　　　　　　　　　　　　　　　滝川　　一
本邦における原発性硬化性胆管炎と IgG4 関連硬化性胆管炎の現状
　―硬化性胆管炎の診療ガイドライン作成にむけて―
　　　　　　　　　　　　　　　　田妻　　進
原発性硬化性胆管炎と IgG4 関連硬化性胆管炎の病理
　　　　　　　　　　　　　　　　能登原憲司
好中球性上皮障害（GEL）を示す硬化性胆管炎の病理
　　　　　　　　　　　　　　　　全　　　陽ほか
原発性硬化性胆管炎の診断基準の提唱
　　　　　　　　　　　　　　　　中沢　貴宏ほか
硬化性胆管炎の鑑別診断における EUS の位置付け
　　　　　　　　　　　　　　　　南　　智之ほか
原発性硬化性胆管炎に合併する胆管癌の診断
　　　　　　　　　　　　　　　　熊谷純一郎ほか
続発性硬化性胆管炎の診断
　　　　　　　　　　　　　　　　熊木　天児ほか
腸管病変を合併する原発性硬化性胆管炎に対する治療戦略
　　　　　　　　　　　　　　　　中本　伸宏ほか
原発性硬化性胆管炎の予後予測因子としての経過中血清 ALP 値
　　　　　　　　　　　　　　　　田中　　篤
原発性硬化性胆管炎の予後因子の解析
　　　　　　　　　　　　　　　　渡邉　健雄ほか
原発性硬化性胆管炎の肝移植後再発と長期予後
　　　　　　　　　　　　　　　　上田　佳秀
●症例
膵腺扁平上皮癌の2手術例
　　　　　　　　　　　　　　　　唐澤　幸彦ほか
●症例
術前診断に難渋し10年の長期経過後に切除し得た
　胆管癌の1例
　　　　　　　　　　　　　　　　松本　浩次ほか
●症例
短期間に胆管狭窄が進展した IgG4 関連硬化性胆管炎の1例
　　　　　　　　　　　　　　　　蘆田　　良ほか

Vol.38 No.5　2017年5月号

特集：胆膵腫瘍に対する術前治療と切除前後の効果判定法
　　　　　　　　　　　　　　　企画：遠藤　　格

序文：胆膵疾患の術前治療と効果判定法の問題点
　　　　　　　　　　　　　　　　遠藤　　格ほか
膵癌の術前治療の画像診断による効果判定
　　　　　　　　　　　　　　　　米田　憲秀ほか
胆道癌に対する術前治療後の病理組織学的効果判定法
　　　　　　　　　　　　　　　　内田　克典ほか
切除不能胆道癌の治療成績と conversion surgery
　　　　　　　　　　　　　　　　古瀬　純司
肝内胆管癌に対する術前治療と効果判定法
　　　　　　　　　　　　　　　　加藤　　厚ほか
当初非切除とされた胆嚢癌に対する conversion surgery
　　　　　　　　　　　　　　　　野路　武寛ほか
肝外胆管癌に対する術前治療と効果判定法
　　　　　　　　　　　　　　　　中川　　圭ほか
膵癌に対する術前治療後の病理組織学的効果判定法
　　　　　　　　　　　　　　　　石田　和之ほか
切除不能膵癌の治療成績と外科へのコンサルトのタイミング
　　　　　　　　　　　　　　　　上野　秀樹ほか
切除企図膵癌に対する術前治療と効果判定・有効性評価
　　　　　　　　　　　　　　　　元井　冬彦ほか
切除可能境界膵癌に対する術前治療と効果判定法
　―画像診断と腫瘍マーカーを中心に―
　　　　　　　　　　　　　　　　岡田　健一ほか
局所進行膵癌に対する化学放射線治療の効果判定
　―組織学的効果判定と膵癌間質内 Tenascin-C 発現について―
　　　　　　　　　　　　　　　　早崎　碧泉ほか
局所進行切除不能膵癌に対する術前治療と効果判定法
　　　　　　　　　　　　　　　　森　隆太郎ほか
腹膜転移膵癌に対する新規治療法と conversion surgery の役割
　　　　　　　　　　　　　　　　里井　壮平ほか
膵神経内分泌腫瘍に対する術前治療後の
　病理組織学的効果判定について
　　　　　　　　　　　　　　　　大池　信之ほか
切除不能膵神経内分泌腫瘍の治療成績と切除のタイミング
　　　　　　　　　　　　　　　　五十嵐久人ほか
膵神経内分泌腫瘍に対する術前治療と効果判定法
　　　　　　　　　　　　　　　　工藤　　篤ほか
●話題
膵の語源について（13）
　　　　　　　　　　　　　　　　土屋　涼一

Vol.38 No.4 2017年4月号

特集：先天性胆道拡張症の最前線

企画：神澤　輝実

序文：先天性胆道拡張症の概念の変遷	神澤　輝実
先天性胆道拡張症の発生論	細村　直弘ほか
先天性胆道拡張症の診断基準の制定をめぐって	濱田　吉則
先天性胆道拡張症の診療ガイドライン（簡易版）	石橋　広樹ほか
先天性胆道拡張症における用語と定義に関する問題	金子健一朗ほか
先天性胆道拡張症の画像診断	齋藤　武ほか
先天性胆道拡張症における胆道癌の発癌機序	森　大樹ほか
先天性胆道拡張症に胆道癌を合併した20歳以下症例の検討：日本膵・胆管合流異常研究会登録委員会報告	窪田　正幸ほか
先天性胆道拡張症に合併する膵・胆管の形成異常	漆原　直人ほか
先天性胆道拡張症に対する腹腔鏡手術（小児例）	村上　寛ほか
先天性胆道拡張症に対する腹腔鏡下手術（成人例）	森　泰寿ほか
術後発癌からみた先天性胆道拡張症に対する外科治療の課題	安藤　久實
先天性胆道拡張症における内視鏡的治療の役割	山本健治郎ほか
先天性胆道拡張症に対する分流手術後の遺残胆管癌	大橋　拓ほか
先天性胆道拡張症術後の肝内結石	大塚　英郎ほか
小児期発症の希少難治性肝胆膵疾患における先天性胆道拡張症の位置付け	佐々木英之ほか

●研究
市中病院における胆道感染症の現状：
　胆汁細菌検査の結果より

門倉　信ほか

Vol.38 No.3 2017年3月号

特集：超高齢者（80歳以上）の胆膵疾患診療を考える

企画：海野　倫明

序文：超高齢者時代の胆膵疾患診療を考える	海野　倫明
高齢者総合機能評価を用いた高齢者肝胆膵外科治療方針の提案	松島　英之ほか
消化器手術（胆膵）における術後せん妄の予測、対策、治療について	堀内　哲也ほか
超高齢者に対するERCP関連手技の留意点	枡　かおりほか
超高齢者の胆石性胆管炎（胆石性膵炎も含めて）の内視鏡治療	宅間　健介ほか
超高齢者の急性胆嚢炎に対する内視鏡治療	辻　修二郎ほか
超高齢者の総胆管結石における胆管ステント長期留置術	鈴木　安曇ほか
超高齢者総胆管結石症における内視鏡的乳頭切開術	本多　五奉ほか
超高齢者（80歳以上）に対する腹腔鏡下胆嚢摘出術	村上　昌裕ほか
超高齢者に対する胆嚢・総胆管結石症の治療方針　総胆管結石治療後の胆嚢摘出術は必要か？	安井　隆晴ほか
高齢者膵癌に対する外科治療戦略	元井　冬彦ほか
超高齢者胆道癌の外科治療	落合登志哉
超高齢者に対する胆道癌肝切除の留意点	菅原　元ほか
超高齢者に対する膵頭十二指腸切除の留意点	杉本　元一ほか
超高齢者胆・膵癌に対する抗癌剤治療	庄　雅之ほか

●症例
特徴的な肝転移再発所見を呈した胆嚢粘液癌の1例

寺田　卓郎ほか

Vol.38 No.2 2017年2月号

慢性膵炎内視鏡治療の現状と展望

企画：山口　武人

序文・慢性膵炎内視鏡治療の現況	乾　和郎
膵石症に対する内視鏡的膵管口切開，バスケット結石除去	伊藤　謙ほか
膵石に対する経口膵管鏡・レーザー砕石	三方林太郎ほか
膵石に対するESWLとの併用治療	山本　智支ほか
膵疾患に対する内視鏡的膵管バルーン拡張術（EPDBD）の有用性・安全性について―膵石症・仮性嚢胞・非癒合症治療例を中心に―	辻　忠男ほか
膵管狭窄に対するステント治療―プラスチックステント―	川口　義明ほか
膵管狭窄に対するステント治療―金属ステント―	齋藤　倫寛ほか
膵管狭窄に対するEUS-PD rendezvous法を用いた膵管ステント留置術	向井俊太郎ほか
慢性膵炎に伴う仮性嚢胞の治療―経乳頭，経消化管アプローチ―	平山　敦ほか
胆管狭窄に対するステント治療―チューブステント―	佐藤　達也ほか
胆管狭窄に対するステント治療―金属ステント―	笹平　直樹ほか
自己免疫性膵炎に合併する胆管狭窄の内視鏡治療の位置づけ	神澤　輝実ほか
外科医からみた内視鏡治療困難症例への対応―手術のタイミングと成績―	佐田　尚宏ほか
難治性慢性膵炎疼痛に対するEUS下腹腔神経叢ブロック/破壊術（EUS-CPB/CPN）	阿部　洋子ほか
Pancreas Divisumに対する内視鏡治療	濱野　徹也ほか

Vol.38 No.1 2017年1月号

●特別企画
―平成29年― 胆・膵領域はこう展開する

胆と膵編集委員会編

特集：Mesopancreasを攻める

企画：杉山　政則

序文：Mesopancreasとは何か？	杉山　政則
いわゆるmesopancreasの発生と臨床解剖	永井　秀雄
膵癌取扱い規約における膵外神経叢の解剖学的定義―「膵頭神経叢」と「mesopancreas」について―	村田　泰洋ほか
画像から見たmesopancreas	小坂　一斗ほか
膵頭部血管の解剖	堀口　明彦ほか
膵頭神経叢の解剖	永川　裕一ほか
膵頭部のリンパ組織解剖	牧野　勇ほか
Artery firstアプローチにおけるTreitz靭帯の有用性	伴　大輔ほか
総論：Mesopancreasの切除	穴澤　貴行ほか
従来法によるmesopancreasの切除	羽鳥　隆ほか
第一空腸静脈を指標とする膵間膜切除術	大塚　隆生ほか
膵癌におけるmesenteric approachによるtotal mesopancreas excision	山田　豪ほか
No-touch isolation techniqueによるtotal mesopancreas excision（no-touch TMPE）	廣田　昌彦ほか
腸回転解除法を用いた膵頭十二指腸切除術	杉山　政則ほか
イメージガイド型ナビゲーションシステムを用いたinferior pancreaticoduodenal arteryの確認	岡本　友好ほか
内視鏡手術におけるmesopancreasの切除―腹腔鏡下に膵頭神経叢を適切に把握するための術野展開法について―	中村　慶春ほか

●連載
その「世界」の描き方＜第10回＞
消化器外科の本道を極める―今泉　俊秀先生

福嶋　敬宜

Vol.37 No.12　2016年12月号

特集：膵疾患の疼痛治療の up-to-date
―疼痛の発生メカニズムから疾患別治療まで―

企画：清水　京子

膵炎における疼痛の神経伝達路	池浦　司ほか
膵炎の疼痛発生メカニズムにおける生理活性物質の役割	徳山　尚吾
膵炎の疼痛における侵害受容体の関与と治療への展望	坪田　真帆ほか
生理活性物質が膵癌の痛みを制御する ―作用メカニズムの最新トピックス―	上園　保仁
急性膵炎の疼痛に対する薬物療法	廣田　衛久ほか
慢性膵炎疼痛管理における栄養療法 ―高力価消化酵素薬も含めて―	片岡　慶正ほか
慢性膵炎の疼痛治療： Small intestinal bacterial overgrowth の診断と治療	阪上　順一ほか
慢性膵炎の疼痛治療：内視鏡治療・ESWL	宮川　宏之ほか
慢性膵炎の疼痛治療：経皮的神経ブロック	水野　樹ほか
慢性膵炎の疼痛治療：外科的治療	佐田　尚宏ほか
慢性膵炎の疼痛治療：膵全摘＋自家膵島移植	霜田　雅之
小児の慢性膵炎の診断および疼痛治療	齋藤　暢知ほか
膵癌の疼痛治療：薬物療法	中西　京子
膵臓癌・胆嚢癌におけるがん疼痛治療戦略	伊東　俊雅
膵癌の緩和的放射線治療	永倉　久泰
膵癌の疼痛治療：経皮的神経ブロック	服部　政治ほか
膵癌の疼痛治療：超音波内視鏡下腹腔神経叢ブロック術	関根　一智ほか
緩和ケア研修会のマネージメントの実際	高山　敬子

●症例
急性胆嚢炎で発症した胆嚢悪性リンパ腫の1例　　後藤　崇ほか

Vol.37 No.11　2016年11月号

特集：IPMN の診断と治療はどう変わったか？

企画：山上　裕機

IPMN の病理診断の変遷と現在のコンセンサス	古川　徹
疫学：とくに IPMN 併存膵癌について	花田　敬士ほか
他臓器癌の合併について	多田　稔ほか
国際診療ガイドラインの概要と課題	田中　雅夫
AGA ガイドラインの解説とその問題点	高折　恭一
IPMN の型分類	真口　宏介ほか
診断：US, CT, MRI 診断の有用性と限界は？	石神　康生ほか
診断：IPMN 診療における EUS の位置付け 〜有用性とこれからの課題〜	竹中　完ほか
診断：ERCP, 経口膵管鏡 (POPS) による診断	喜多絵美里ほか
非切除例のフォローアップをどのように行うか？	伊達健治朗ほか
外科治療：標準手術について ―とくに腹腔鏡下手術の適応は？	千田　嘉毅ほか
外科治療：縮小手術は可能か？	浅野　賢道ほか
膵管内乳頭粘液性腫瘍：術後再発をどのように発見するか？	廣野　誠子ほか

●症例
膵退形成癌の3切除例　　山城　直嗣ほか
画像所見と組織像との対比が可能であった細胆管細胞癌
　（cholangiolocellular carcinoma：CoCC）の1例　　齊藤　宏和ほか

Vol.37 臨時増刊特大号　2016年11月号増刊

特集　胆膵内視鏡自由自在〜基本手技を学び応用力をつける集中講座〜

巻頭言：胆膵内視鏡治療をいかに学ぶか，教えるか　　伊佐山浩通

I．内視鏡システムと内視鏡操作に関する基本知識

十二指腸鏡の基本構造と手技の関係	松本　和也ほか
超音波内視鏡 A to Z	塩見　英之ほか
ERCP におけるスコープの挿入方法と困難例への対応方法	田村　崇ほか
術後再建腸管に対するバルーン内視鏡挿入操作の基本と挿入のコツ	堤　康一郎ほか

II．ERCP 関連手技編
◆胆管選択的カニュレーション

カニュレーション手技の種類と使い分け	安田　一朗ほか
VTR でみせるカニュレーションの基本とコツ （Contrast and Wire?guided）【動画付】	杉山　晴俊
VTR でみせる術後再建腸管に対するダブルバルーン内視鏡を用いた胆管カニュレーションのコツ【動画付】	島谷　昌明ほか
膵管ガイドワイヤー・ステント留置下カニュレーションの実際とコツ	白田龍之介ほか
VTR でみせる私のカニュレーション戦略とテクニック【動画付】	今津　博雄
Precut の種類と使い分け	後藤　大輔ほか
VTR でみせる Precut の実技とコツ【動画付】	窪田　賢輔ほか
コラム①：膵癌早期診断プロジェクト	花田　敬士ほか

◆乳頭処置

EST の基本事項を押さえる	田中　聖人ほか
EST VTR でみせる私のこだわり（1）【動画付】	川嶋　啓揮ほか
EST VTR でみせる私のこだわり（2）【動画付】	潟沼　朗生ほか
VTR でみせる EST 困難例への対応【動画付】	良沢　昭銘ほか
EPBD 〜 VTR でみせる EPBD 後の結石除去手技のコツ〜【動画付】	辻野　武
内視鏡的乳頭大径バルーン拡張術（EPLBD）の適応と偶発症予防	川畑　修平ほか

◆結石除去

結石除去・破砕用デバイスの種類と使い分け	伊藤由紀子ほか
総胆管結石除去のコツ【動画付】	嘉数　雅也ほか
結石破砕と破砕具使用のコツ，トラブルシューティング	土井　晋平ほか

◆胆道ドレナージ術

閉塞性黄疸の病態に応じた治療戦略	中井　陽介ほか
ステントの種類と使い分け	権　勉成ほか
VTR でみせる Metallic stent の上手な入れ方【動画付】	向井　強ほか
Bridge to Surgery：遠位胆道閉塞	辻本　彰子ほか
非切除悪性遠位胆道閉塞に対するドレナージ戦略	小川　貴央ほか
Bridge to Surgery：悪性肝門部領域胆管閉塞	河上　洋ほか
非切除例悪性肝門部胆管閉塞に対するドレナージ戦略	内藤　格ほか
コラム②：ステント開発よもやま話	伊佐山浩通

◆トラブルシューティング

ERCP 後膵炎への対処と予防	川口　義明ほか
ステント迷入への対処	石垣　和祥ほか
EST 後出血への対処と予防	田中　聖人ほか
穿孔への対処と予防	沼尾　規且ほか

◆膵管 Intervention

膵石に対する内視鏡治療	山本　智支ほか
膵管ドレナージの適応と手技	笹平　直樹ほか
膵管狭窄困難例への対処	菅野　敦ほか

III．EUS 関連手技編

膵領域におけるラジアル式およびコンベックス式 EUS の標準描出法	蘆田　玲子ほか
胆道系の観察　ラジアル型とコンベックス型の描出法と使い分け	林　毅
胆・膵領域における造影 EUS	糸永　昌弘ほか
EUS?FNA の基本的手技と検体処理	荒川　典之ほか
コラム③：EUS?FNA の本邦導入の経緯	山雄　健次

IV．Interventional EUS

VTR でみせる EUS?BD の基本手技とコツ【動画付】	小倉　健ほか
EUS?BD を安全に行うために	原　和生ほか
VTR でみせる胆道疾患に対する EUS?Rendezvous technique と Antegrade technique【動画付】	岩下　拓司ほか
VTR でみせる EUS?GBD の適応と手技のコツ【動画付】	松原　三郎ほか
VTR でみせる EUS?PD and Pancreatic Rendezvous Cannulation【動画付】	土屋　貴愛ほか
膵仮性？胞・WON の病態と治療戦略 ―診断，治療法選択，タイミング―	木田　光広ほか
Endoscopic necrosectomy の基本と手技の工夫	向井俊太郎ほか
コラム④：自由自在な胆膵内視鏡のために必要なことは？	糸井　隆夫

Vol.37 No.10　2016年10月号

特集：膵神経内分泌腫瘍の最新の話題

企画：伊藤　鉄英

日本における膵神経内分泌腫瘍の疫学と今後の展開
　　　　伊藤　鉄英ほか
WHO2010分類の妥当性と今後の病理診断の展望
　　　　笠島　敦子ほか
機能性膵神経内分泌腫瘍における機能的診断
　インスリノーマ
　　　　植田圭二郎ほか
　ガストリノーマ
　　　　河本　泉ほか
機能性神経内分泌腫瘍の診断
　（インスリノーマ，ガストリノーマ以外）
　　　　高野　幸路
コラム①：Noninsulinoma pancreatogenous hypoglycemia syndrome（nesidioblastosis in adults）の疾患概念
　　　　今村　正之ほか
膵神経内分泌腫瘍の画像診断：鑑別を要する疾患
　　　　岩屋　博道ほか
新たに日本で保険収載された ^{111}In オクトレオチドシンチの有用性
　―FDG-PETとの比較について―
　　　　窪田　和雄
膵神経内分泌腫瘍と遺伝性疾患（MEN1，von Hippel-Lindau病など）
　　　　五十嵐久人ほか
本邦の膵神経内分泌腫瘍におけるストレプトゾシン療法の現状と展望
　　　　池田　公史ほか
新規分子標的薬の登場による切除不能膵神経内分泌腫瘍の予後の変遷
　　　　李　倫學ほか
膵神経内分泌腫瘍における術式選択
　　　　宮坂　義浩ほか
Reduction surgeryの臨床的意義と適応
　　　　青木　琢ほか
コラム②：第13回ENETS（欧州神経内分泌腫瘍学会）からの話題提供
　　　　奥坂　拓志
コラム③：JNETS（日本神経内分泌腫瘍研究会）における悉皆登録制度とその現況
　　　　増井　俊彦ほか

Vol.37 No.9　2016年9月号

特集：膵癌分子診断研究の最前線：リキッドバイオプシーから次世代DNAシークエンシングまで

企画：高折　恭一

序文
　　　　高折　恭一
テロメアGテール長と体液中マイクロRNAを用いた膵癌の予防，バイオマーカー開発と治療戦略
　　　　田原　栄俊
網羅的癌関連遺伝子変異検査（OncoPrime™）による膵癌ゲノム異常解析と治療への応用
　　　　金井　雅史ほか
血漿中遊離アミノ酸濃度を用いた膵癌スクリーニング法の開発
　　　　福武　伸康ほか
膵癌におけるマイクロサテライト不安定性（MSI）解析
　　　　堀井　明
最新の変異解析技術を用いた膵臓癌の分子診断法
　　　　谷内田真一
体液中マイクロRNAを用いた膵癌診断の現状と展望
　　　　仲田　興平ほか
プロテオミクス解析を応用した膵癌分子診断研究の現状
　　　　高舘　達之ほか
IPMNから膵癌への分子バイオマーカー診断
　　　　古川　徹
膵癌組織に発現する腫瘍関連抗原の臨床応用：免疫療法への応用をめざして
　　　　今井　克憲ほか
膵癌患者におけるCirculating tumor cellの解析
　　　　本定　三季ほか
膵癌診断におけるリキッドバイオプシーの可能性
　　　　衣笠　秀明ほか

Vol.37 No.8　2016年8月号

特集：胆膵疾患内視鏡診療のNew Horizon

企画：糸井　隆夫

序文
　　　　糸井　隆夫
共焦点レーザーを用いた胆膵内視鏡診断
　　　　大宮久美子ほか
超音波内視鏡を用いた肝疾患の診断・治療
　　　　中井　陽介ほか
新型デジタル胆道鏡 SpyGlass™DSを用いた胆膵診断と治療
　　　　田中　麗奈ほか
胆道疾患に対するERCPガイド下ラジオ波焼灼療法
　　　　伊藤　啓ほか
EUSガイド下ラジオ波焼灼療法
　　　　藤澤真理子ほか
EUSガイド下順行性胆管結石除去術
　　　　岩下　拓司ほか
Lumen-apposing metal stent（AXIOS™，Hot-AXIOS™）を用いたEUS-guided intervention therapy
　　　　殿塚　亮祐ほか
術後再建症例における新型short typeダブルバルーン内視鏡を用いたERCP
　　　　島谷　昌明ほか
新型ショートシングルバルーン小腸内視鏡を用いたERCP
　　　　矢根　圭ほか
●研究
連続411例に行った単孔式腹腔鏡下胆囊摘出術（USIDT，臍部2トロカー法）における手術成績の検討
　　　　渡邊　五朗ほか
●症例
膵リンパ上皮囊胞の一例
　　　　佐久間　淳ほか

Vol.37 No.7　2016年7月号

●連載
ちょっと気になる胆・膵画像―ティーチングファイルから―
＜第34回＞多血性膵腫瘤と鑑別を要した横行膵動脈瘤の1例
　　　　相馬　崇宏ほか

特集：膵癌血管浸潤例の外科切除適応と治療ストラテジー：Up to date 2016

企画：宮崎　勝

腫瘍内科医からみた局所進行膵癌の外科切除適応
　　　　古瀬　純司
NCCN（Version 1, 2016）と本邦ガイドライン（2013年版）からみた血管浸潤の診断と切除適応
　　　　山口　幸二
術前画像診断からわかる膵癌血管浸潤の診断能と限界
　　　　今関　洋ほか
NAC/NACRT治療後の画像診断：膵癌血管浸潤の診断能と限界
　　　　増井　俊彦ほか
門脈完全閉塞例（上腸間膜静脈浸潤例も含めて）に対する外科切除の適応
　　　　川井　学ほか
腹腔動脈浸潤を示す膵体尾部癌の外科切除術式
　　　　中村　透ほか
肝動脈浸潤を示す膵頭部癌の外科切除術式
　　　　天野　良亮ほか
門脈・動脈同時浸潤を占める外科切除術式
　　　　杉浦　禎一ほか
上腸間膜動脈浸潤例の外科切除適応およびその術式
　　　　田島　秀浩ほか
門脈浸潤例に対する術前Neoadjuvant療法を用いた外科切除戦略とその意義
　　　　村田　泰洋ほか
動脈浸潤を伴う膵癌に対する集学的治療法の意義
　　　　吉富　秀幸ほか
門脈浸潤例に対する門脈合併切除例の生存成績・吻合部開存成績
　　　　藤井　努ほか
膵癌に対する腹腔動脈合併膵体尾部切除成績
　　　　元井　冬彦ほか
上腸間膜動脈浸潤例に対する上腸間膜動脈合併切除の治療成績
　　　　松山　隆生ほか
門脈・動脈同時浸潤例に対する同時合併切除成績
　　　　和田　慶太ほか
切除不能局所進行膵癌の切除へのconversionをめざした化学療法
　　　　中井　陽介ほか
●症例
重複胆管を伴った主膵管型Intraductal Papillary Mucinous Neoplasmに対し膵頭十二指腸切除術を施行した1例
　　　　栃本　昌孝ほか

Vol.37 No.6　2016年6月号

特集：膵・胆道癌の治療戦略：こんなときどうするか？
―ガイドラインにないエキスパートオピニオン―

企画：古瀬　純司

- 序文：膵・胆道癌治療とエキスパートオピニオン　　古瀬　純司
- 十二指腸狭窄を伴う局所進行膵癌に対する治療選択　　川井　学ほか
- Borderline resectable 膵癌に対する術前治療　　森　隆太郎ほか
- 肝内胆管癌で腹腔内リンパ節はどこまで切除するか？　　益田　邦洋ほか
- 十二指腸狭窄に伴う閉塞性黄疸に対する適切な減黄処置
  ―悪性胆管・十二指腸狭窄に対する内視鏡的ダブルステンティング―　　殿塚　亮祐ほか
- FOLFIRINOX療法の使い方：original か modified か？　　上野　秀樹ほか
- FOLFIRINOX療法耐性後の治療選択　　池田　公史ほか
- ゲムシタビン＋ナブパクリタキセル療法耐性後の治療選択　　須藤研太郎ほか
- ゲムシタビン＋エルロチニブ併用療法をどう使うか？　　尾阪　将人
- ゲムシタビン＋S-1併用療法をどう使うか？　　石井　浩
- FOLFIRINOX・ナブパクリタキセルによる末梢神経障害への対応　　成毛　大輔ほか
- FOLFIRINOX療法におけるG-CSFの使い方（持続型G-CSFを含めて）　　清水　怜
- 高度黄疸・肝機能障害を伴う胆道癌の化学療法―減黄はどこまで行うか？―　　上野　誠ほか
- 切除不能胆道癌に対するゲムシタビン＋シスプラチン併用療法
  ―いつまで行うか？耐性後の治療選択は？―　　高原　楠昊ほか
- 膵神経内分泌腫瘍の治療戦略におけるEUS-FNAの有用性とその限界　　渋谷　仁ほか
- 肝転移のある膵神経内分泌腫瘍に対する集学的治療
  ―切除・TAE/TACE・薬物療法の使い分け―　　伊藤　鉄英ほか

●研究
- 新規マイクロ波手術支援機器と市販エネルギー機器との動物実験による機能比較　　谷　徹ほか

●症例
- 敗血症とDICを合併した感染性膵壊死に対して後腹膜鏡補助下のネクロセクトミーが有用であった1例　　谷口健次郎ほか

Vol.37 No.5　2016年5月号

●連載
- ちょっと気になる胆・膵画像―ティーチングファイルから―
  ＜第33回＞胆嚢原発の混合型腺神経内分泌癌（MANEC）の1例　　三上和歌子ほか

特集：胆膵疾患における血管系IVR

企画：天野　穂高

- 総論：胆膵疾患における血管系IVR　　鈴木耕次郎ほか
- 膵切除時の血流改変―手技を中心に　　阿保　大介ほか
- 化学放射線治療後の血流改変を伴う膵切除　　天野　良亮ほか
- 術前肝動脈コイル塞栓による血流改変後膵切除　　吉留　博之ほか
- 門脈塞栓術―手技を中心に　　小林　聡ほか
- 門脈塞栓術―適応と成績―　　夏目　誠治ほか
- 術後動脈出血―TAEによる止血　　外山　博近ほか
- 膵頭十二指腸切除術後の仮性動脈瘤出血に対するStent-assisted coiling　　仲野　哲矢ほか
- 膵切除術後仮性動脈瘤出血―covered stentによる止血術―　　渡邉　学ほか
- 術後の門脈狭窄に対するステント留置　　平井　一郎ほか
- 悪性門脈狭窄に対するステント留置　　塚本　忠司ほか

●症例
- 胆管分枝B5bが胆嚢管へ合流するまれな合流形態の胆石症に対する腹腔鏡下胆嚢摘出術　　平松　聖史ほか

Vol.37 No.4　2016年4月号

特集：早期慢性膵炎をめぐって

企画：乾　和郎

- ―総論―早期慢性膵炎の概念導入の経緯と今後の展望　　下瀬川　徹
- 早期慢性膵炎の診断基準と臨床的意義　　竹中　完ほか
- 早期慢性膵炎の実態―全国調査から―　　正宗　淳ほか
- 早期慢性膵炎の前向き予後調査　　肱岡　真之ほか
- 早期慢性膵炎の臨床像について―EUS所見との関連性も含めて―　　山部　茜子ほか
- EUS-elastographyを用いた早期慢性膵炎の診断　　桑原　崇通
- 急性膵炎治療後のEUS所見からみた早期慢性膵炎の診断　　景岡　正信ほか
- 膵管内乳頭粘液性腫瘍（IPMN）と慢性膵炎の関連性
  ―IPMNにおける早期慢性膵炎のEUS所見も含めて―　　藤田　基和ほか
- 早期慢性膵炎のEUS所見を有する無症状・膵酵素値正常例の位置付け　　石井　康隆ほか
- 治療介入による早期慢性膵炎のEUS所見と臨床像の変化　　山本　智支ほか
- 早期慢性膵炎における膵酵素補助療法の治療効果　　稲富　理ほか
- 非アルコール性早期慢性膵炎における臨床像
  ―画像所見と治療経過を中心に―　　大坪公士郎ほか
- 早期慢性膵炎の長期経過観察からみた膵癌発生の可能性について　　岡崎　彰仁ほか

●症例
- 腹腔動脈起始部狭窄および腹腔動脈瘤を伴った下部胆管癌に対し膵頭十二指腸切除術を施行した1症例　　竜口　崇明ほか

Vol.37 No.3　2016年3月号

●連載
- ちょっと気になる胆・膵画像―ティーチングファイルから―
  ＜第32回＞膵神経内分泌腫瘍，多発肝転移術後再発に対しソマトスタチン受容体シンチグラフィーが施行された1例　　丹内　啓允ほか

特集：イラストでみる最新の胆・膵消化管吻合術

企画：遠藤　格

- 肝内胆管空腸吻合―肝門部領域胆管癌―　　駒屋　憲一ほか
- 肝管空腸吻合―先天性胆道拡張症，戸谷分類Ⅳ－Ａ型―　　矢田　圭吾ほか
- 胆管胆管吻合法―生体肝移植術における胆道再建―　　小寺　由人ほか
- 胆管空腸吻合―胆管損傷Bismuth分類Ⅲ〜Ⅳ型―　　松山　隆生ほか
- 膵空腸吻合―柿田法―　　柿田　徹也ほか
- 膵空腸吻合―2列吻合法―　　賀川　真吾ほか
- 膵空腸吻合―Blumgart変法（Nagoya method）―　　藤井　努ほか
- 膵空腸吻合―二期再建―　　大道　清彦ほか
- 膵胃吻合―膵管胃粘膜吻合―　　近藤　成ほか
- 膵胃吻合―膵貫通外列1列吻合＆膵管胃粘膜吻合―　　新地　洋之ほか
- 膵体尾部切除術における膵断端処理
  ―膵尾側断端膵管胃粘膜吻合法の実際と治療成績―　　里井　壯平ほか
- 膵体尾部切除における膵断端空腸吻合　　川井　学ほか
- 慢性膵炎の膵空腸吻合　　堯天　一亨ほか
- 鏡視下膵消化管吻合―腹腔鏡下DuVal変法膵空腸吻合術―　　大塚　隆生ほか
- 腹腔鏡下膵切除術における胆道消化管吻合，膵消化管吻合　　中村　慶春ほか
- ロボット支援膵切除術における胆管空腸吻合，膵管空腸吻合　　堀口　明彦ほか

●連載
- その「世界」の描き方＜第9回＞
  NETとの"緩みのない"闘い方―今村　正之先生　　福嶋　敬宜

●技術の工夫
- 吸収性縫合補強材としてのポリグリコール酸シートを使用した自動縫合器による尾側膵切除法における術後膵液瘻予防の工夫　　林部　章ほか

Vol.37 No.2

特集：膵外分泌機能不全と膵酵素補充療法の進歩
企画：神澤　輝実

膵外分泌機能不全の診断法の進歩と膵酵素補充療法の問題点
中村　光男ほか

本邦と欧米での膵外分泌機能不全の考え方の違い
阪上　順一ほか

膵外分泌機能不全の臨床所見と血液生化学検査所見
丹藤　雄介ほか

安定同位体を用いる膵外分泌機能不全の診断：
^{13}C-Trioctanoin 呼気試験からみた
膵頭切除術後の膵外分泌機能の検討
堀口　明彦ほか

安定同位体を用いる膵外分泌機能不全の診断：
^{13}C-labeled mixed triglyceride 呼気試験を用いた
膵頭十二指腸切除術後の膵外分泌機能評価
廣野　誠子ほか

^{13}C-dipeptide 呼気試験と BT-PABA 試験との比較
松本　敦史ほか

膵外分泌機能不全に対する食事療法，
膵酵素補充療法とインスリンの使い方
清水　京子

本邦と欧米での消化酵素消化力測定法の違いと
消化酵素製剤の違い
洪　　繁ほか

Conventional enzyme と高力価膵酵素薬
伊藤　鉄英ほか

膵頭十二指腸切除（PD）後の脂肪肝発生の危険因子と
膵酵素補充療法の有用性
飯澤　祐介ほか

慢性膵炎の Frey 術後の栄養状態の変化
江川　新一ほか

膵全摘術後の栄養管理
竹山　宜典

小児における膵外分泌機能不全の診断と治療
―嚢胞性線維症を中心に―
石黒　洋ほか

Vol.37 No.1　2016年1月号

●連載
ちょっと気になる胆・膵画像―ティーチングファイルから―
＜第31回＞SACI テストが有用であった膵インスリノーマの1例
小林　正周ほか

●特別企画
―平成28年― 胆・膵領域はこう展開する
胆と膵編集委員会編

特集：新たに定義された"肝門部領域胆管癌"の診断と治療
企画：海野　倫明

肝門部"領域"胆管癌について
梛野　正人ほか

肝門部胆管癌と肝内大型胆管癌（肝門型肝内胆管癌）
中沼　安二ほか

治療方針決定のための CT および MRI
片寄　　友ほか

治療方針決定のための診断法
―EUS・IDUS を用いた肝門部領域胆管癌の診断―
菅野　　敦ほか

―POCS による診断―
河上　　洋ほか

―生検，細胞診による診断―
吉田　　司ほか

術前胆道ドレナージ
―内視鏡的胆道ドレナージ―
真口　宏介ほか

―経皮経肝胆道ドレナージ―
藤井　義郎ほか

外科治療と内科治療
―右葉尾状葉切除・左葉尾状葉切除―
田本　英司ほか

―左三区域切除・右三区域切除―
杉浦　禎一ほか

―肝動脈・門脈合併切除再建を伴う肝切除―
江畑　智希ほか

―肝門部領域胆管癌．リンパ節郭清―
廣川　文鋭ほか

―術前術後補助療法―
中川　　圭ほか

―非切除例に対するメタリックステント―
外川　　修ほか

―非切除例に対する癌化学療法―
井岡　達也ほか

―非切除例に対する放射線治療―
山崎　秀哉

●症例
膵管癒合不全に合併した膵管内乳頭粘液性腫瘍に対し
腹腔鏡下膵体尾部切除術を施行した一例
石井賢二郎ほか

Vol.36 No.12　2015年12月号

特集：病理像から読みとる膵・胆道画像診断のコツ
企画：山口　武人

◆病理像を画像診断に反映させるために
画像診断との対比のための病理標本の取り扱い
―とくに切り出しについて―
大池　信之ほか

病理像のバリエーションはどのように
画像に反映するか
三登久美子ほか

画像診断医から病理医への要望
野田　　裕ほか

◆病理像をイメージした膵・胆道画像診断の実際
―病理像と画像診断との対比―
多血性膵腫瘍の画像診断
須藤研太郎ほか

膵乏血性腫瘍の画像診断
本定　三季ほか

膵上皮内癌は画像診断で捉えられるか？
山雄健太郎ほか

嚢胞壁，嚢胞液性状からみた膵嚢胞性疾患の
画像診断
片桐　真理ほか

腫瘍内部に嚢胞を形成する充実性膵腫瘍の
画像診断
松原　三郎ほか

腫瘤形成性膵炎の画像診断
中島　陽平ほか

胆管狭窄の鑑別診断
金　　俊文ほか

胆管癌の進展度診断
加藤　　厚ほか

胆管由来の肝腫瘍を診断する
松原　崇史ほか

胆嚢隆起性病変の画像診断と病理像
三好　広尚ほか

乳頭部腫瘍性病変の鑑別診断
森　隆太郎ほか

Vol.36 No.11　2015年11月号

●連載
ちょっと気になる胆・膵画像―ティーチングファイルから―
＜第30回＞糖尿病による gallbladder hypomotility が原因と
考えられた巨大胆嚢の1例
服部　真也ほか

特集：副乳頭と副膵管の知られざる魅力
企画：杉山　政則

副膵管・副乳頭の発生と解剖
栗原　克己ほか

膵管癒合不全と輪状膵
西野　隆義ほか

副乳頭機能
神澤　輝実ほか

副乳頭・副膵管領域発生腫瘍の病理像
野呂瀬朋子ほか

Groove pancreatitis
三方林太郎ほか

副膵管領域癌（Groove 膵癌）の臨床的，画像的，
病理学的特徴
蒲田　敏文ほか

副膵管開存膵頭部癌
杉山　政則ほか

副膵管領域 IPMN に対する膵頭切除術
中郡　聡夫ほか

副乳頭腫瘍の臨床
長谷部　修ほか

副乳頭カニュレーションおよび造影
宅間　健介ほか

内視鏡的副乳頭切開・切除
土屋　貴愛ほか

副乳頭からの内視鏡治療
山本　智支ほか

Vol.36 臨時増刊特大号 2015年10月号増刊

特集：ERCPマスターへのロードマップ

序文：ERCPマスター，マイスター，マエストロ
　　　　　　　　　　　　　　　　　　　　糸井　隆夫

◆処置具の最新情報
診療報酬からみた胆膵内視鏡手技と
　ERCP関連手技処置具のup-to-date
　　　　　　　　　　　　　　　　　　　祖父尼　淳ほか

◆基本編
主乳頭に対するカニュレーションの基本—スタンダード法，
　Wire-guided Cannulation法，膵管ガイドワイヤー法—
　　　　　　　　　　　　　　　　　　　入澤　篤志ほか
副乳頭へのカニュレーション Cannulation of the Minor Papilla
　　　　　　　　　　　　　　　　　　　越田　真介ほか
内視鏡的乳頭括約筋切開下切石術
（Endoscopic Sphincterotomized Lithotomy：EST-L)
　　　　　　　　　　　　　　　　　　　宮田　正年ほか
EPBD（+EST）+胆管結石除去
　　　　　　　　　　　　　　　　　　　今津　博雄ほか
EPLBD（+EST）+胆管結石除去
　　　　　　　　　　　　　　　　　　　糸川　文英ほか
経乳頭的胆管・膵管生検　細胞診
　　　　　　　　　　　　　　　　　　　菅野　　敦ほか
膵石除去・膵管ドレナージ
　　　　　　　　　　　　　　　　　　　三好　広尚ほか
胆管ドレナージ（良悪性）（ENBD，PS）
　　　　　　　　　　　　　　　　　　　岩野　博俊ほか
胆管ドレナージ（MS）
　　　　　　　　　　　　　　　　　　　北野　雅之ほか
急性胆嚢炎に対する経乳頭的胆嚢ドレナージ
　　　　　　　　　　　　　　　　　　　伊島　正志ほか

◆応用編
スコープ挿入困難例に対する対処法
　　　　　　　　　　　　　　　　　　　潟沼　朗生ほか
プレカット
　　　　　　　　　　　　　　　　　　　糸井　隆夫ほか
電子スコープを用いた経口胆道鏡検査
　　　　　　　　　　　　　　　　　　　石井　康隆ほか
POCS（SpyGlass）（診断・治療）
　　　　　　　　　　　　　　　　　　　土井　晋平ほか
経口膵管鏡（電子スコープ，SpyGlass）
　　　　　　　　　　　　　　　　　　　喜多絵美里ほか
内視鏡的乳頭切除術
　　　　　　　　　　　　　　　　　　　辻　修二郎ほか
十二指腸ステンティング（ダブルステンティングも含めて）
　　　　　　　　　　　　　　　　　　　大牟田繁文ほか
Roux-en-Y再建術を中心とした，術後腸管再建例に対する
　シングルバルーン内視鏡を用いたERCP
　　　　　　　　　　　　　　　　　　　殿塚　亮祐ほか
術後腸管の胆膵疾患に対するダブルバルーン内視鏡治療
　　　　　　　　　　　　　　　　　　　畑中　　恒ほか

◆トラブルシューティング編
スコープ操作に伴う消化管穿孔
　　　　　　　　　　　　　　　　　　　中路　　聡ほか
デバイス操作に伴う後腹膜穿孔—下部胆管の局所解剖も含めて—
　　　　　　　　　　　　　　　　　　　片倉　芳樹ほか
EST後合併症（出血，穿孔）
　　　　　　　　　　　　　　　　　　　田中　麗奈ほか
胆管，膵管閉塞困難例（SSR，Rendez-vous法）
　　　　　　　　　　　　　　　　　　　窪田　賢輔ほか
胆管内迷入ステントの回収法
　　　　　　　　　　　　　　　　　　　岡部　義信ほか
胆管メタルステント閉塞（トリミング，抜去）
　—十二指腸ステントとあわせて—
　　　　　　　　　　　　　　　　　　　濱田　　毅ほか
膵管プラスチックステント迷入に対する内視鏡的回収法
　　　　　　　　　　　　　　　　　　　松本　和幸ほか
胆管結石嵌頓
　　　　　　　　　　　　　　　　　　　露口　利夫ほか
膵管結石嵌頓—膵管結石除去時のバスケット嵌頓に対する
　トラブルシューティング—
　　　　　　　　　　　　　　　　　　　三村　享彦ほか

●座談会
ERCPマスターへのロードマップをこれまでどう描いてきたか，
　これからどう描いていくのか？
　　　　　糸井　隆夫（司会），入澤　篤志，潟沼　朗生，
　　　　　石田　祐介，岩崎　栄典

Vol.36 No.10 2015年10月号

特集：膵癌の浸潤・転移に関する基礎研究の最前線
　　　　—臨床応用に向けて—
　　　　　　　　　　　　　　　　　　企画：清水　京子

膵癌の浸潤・転移研究のup-to-date
　　　　　　　　　　　　　　　　　　　佐藤　賢一
膵癌におけるmiRNA発現と上皮間葉転換
　　　　　　　　　　　　　　　　　　　仲田　興平ほか
癌幹細胞と上皮間葉転換
　　　　　　　　　　　　　　　　　　　石渡　俊行
オートファジーと膵癌
　　　　　　　　　　　　　　　　　　　今中　応亘ほか
ミエロイド細胞による膵発癌活性メカニズム
　　　　　　　　　　　　　　　　　　　地主　将久
膵癌組織における免疫学的微小環境と予後との関係
　　　　　　　　　　　　　　　　　　　平岡　伸介
膵癌の発癌，進展におけるインターフェロンシグナル経路の役割
　　　　　　　　　　　　　　　　　　　眞嶋　浩聡
膵癌における骨髄由来単核球の役割
　　　　　　　　　　　　　　　　　　　桝屋　正浩
膵癌細胞におけるmRNA輸送システム
　　　　　　　　　　　　　　　　　　　谷内　恵介
低酸素環境と膵癌—形態形成シグナル経路の関与—
　　　　　　　　　　　　　　　　　　　大西　秀哉ほか
ビタミンDと膵癌
　　　　　　　　　　　　　　　　　　　正宗　　淳ほか
膵癌の浸潤・転移における癌微小環境の新たな役割
　　　　　　　　　　　　　　　　　　　大内田研宙ほか
ドラッグデリバリーシステムを用いた膵癌治療
　　　　　　　　　　　　　　　　　　　西山　伸宏ほか

●話題
膵の語源について（12）
　　　　　　　　　　　　　　　　　　　土屋　涼一

Vol.36 No.9 2015年9月号

●連載
ちょっと気になる胆・膵画像—ティーチングファイルから—
＜第29回＞ガリウムシンチグラフィとSPECT/CTが
　多臓器病変の検出に有用だったIgG4関連自己免疫性膵炎の1例
　　　　　　　　　　　　　　　　　　　松坂　陽至ほか

特集：膵癌診療ガイドライン
　　　　—グローバル・スタンダードへの潮流—
　　　　　　　　　　　　　　　　　　企画：高折　恭一

序文
　　　　　　　　　　　　　　　　　　　高折　恭一
科学的根拠に基づく膵癌診療ガイドライン
　—国際化の観点からみた次回改訂の展望—
　　　　　　　　　　　　　　　　　　　山口　幸二ほか
膵癌のバイオマーカー
　　　　　　　　　　　　　　　　　　　濱田　　晋ほか
膵癌におけるワークアップ
　　　　　　　　　　　　　　　　　　　赤尾　潤一ほか
膵癌の外科治療：術式選択と周術期管理のエビデンス
　　　　　　　　　　　　　　　　　　　川井　　学ほか
Borderline resectable膵癌：定義と治療戦略
　　　　　　　　　　　　　　　　　　　尭天　一亨ほか
膵癌に対する腹腔動脈合併切除（DP-CAR）の意義：
　ガイドラインを超える治療は意義があるか？
　　　　　　　　　　　　　　　　　　　野路　武寛ほか
膵癌に対する門脈合併切除
　　　　　　　　　　　　　　　　　　　山田　　豪ほか
膵癌に対する腹腔鏡下膵切除術
　　　　　　　　　　　　　　　　　　　中島　　洋ほか
膵癌の術前術後補助療法
　　　　　　　　　　　　　　　　　　　元井　冬彦ほか
切除不能膵癌に対する化学療法
　　　　　　　　　　　　　　　　　　　古瀬　純司ほか
膵癌に対する化学放射線療法
　　　　　　　　　　　　　　　　　　　中村　　晶
膵癌における胆道ドレナージ
　　　　　　　　　　　　　　　　　　　池内　信人ほか
膵癌における十二指腸狭窄に対する治療
　　　　　　　　　　　　　　　　　　　高原　楠昊ほか

●症例
著明な高トリグリセライド血症による重症急性膵炎を
　繰り返し発症した1例
　　　　　　　　　　　　　　　　　　　吉岡　直輝ほか

Vol.36 No.8　2015年8月号

特集：EUS下胆道ドレナージ
〜EUS-BDの安全な導入へ向けて〜

企画：伊佐山浩通

- 序文：EUS-BDの現状と展望〜4学会合同の提言を踏まえて〜 … 伊佐山浩通
- EUS-BD開発の歴史と種類 … 藤田直孝
- EUS下胆管十二指腸吻合（EUS-CDS：EUS-guided choledochoduodenostomy）の適応と手技の実際 … 原 和生ほか
- EUS-CDSの偶発症〜対処・予防方法〜 … 菅野良秀
- EUS-HGSの適応と手技の実際 … 土屋貴愛ほか
- Endoscopic ultrasound-guided hepaticogastrostomy（EUS-HGS）の偶発症と対処・予防方法 … 河上 洋ほか
- EUS-BDにおける使用デバイスの選択　〜超音波内視鏡，穿刺針，ガイドワイヤー，ダイレーター〜 … 加藤博也ほか
- 非切除悪性胆道閉塞に対するEUS-BDにおけるステント選択 … 中井陽介ほか
- EUS-BDの教育方法 … 良沢昭銘ほか
- EUS-BD 〜antegrade techniqueの適応と手技の実際〜 … 岩下拓司ほか
- EUS-guided rendezvous techniqueの適応と手技の実際 … 川久保和道ほか
- 金属ステント留置後急性胆嚢炎に対するEUS下ガイド下胆嚢ドレナージ術の有用性 … 今井 元ほか
- EUS-guided gallbladder drainageの適応と手技の実際　〜胆嚢結石症による急性胆嚢炎〜 … 松原三郎ほか

●症例
- 磁石圧迫吻合術によって開通した肝管空腸吻合部閉塞の1例 … 近藤崇之ほか

Vol.36 No.7　2015年7月号

●連載
- ちょっと気になる胆・膵画像—ティーチングファイルから—
  <第28回>腎細胞癌の膵転移に対し膵全摘を行った1例 … 野田佳史ほか

特集：膵における超音波検査を今見直す

企画：渡邊五朗

- ルーチン検査に応用する膵臓の超音波走査法 … 鶴岡尚志ほか
- 体外式膵超音波走査法の工夫（膵精密エコー法） … 蘆田玲子ほか
- 膵EUS走査法のコツと描出限界について … 花田敬士ほか
- 超音波による膵癌検診—腹部超音波検診判定マニュアル— … 岡庭信司ほか
- 人間ドック超音波検査でみられる膵病変とそのフォローアップ—当院での現状— … 小山里香子ほか
- 膵嚢胞に対する超音波検査の意義と経過観察基準 … 大野栄三郎ほか
- EUSによるIPMN手術適応基準と経過観察フローの実際 … 松原三郎ほか
- 「膵癌超音波診断基準」の役割と今後の展望 … 河合 学ほか
- 急性膵炎における超音波検査の意義と限界 … 阪上順一ほか
- 慢性膵炎診療における体外式超音波検査の意義 … 星 恒輝ほか
- 自己免疫性膵炎と膵癌の超音波鑑別診断の実際 … 関口隆三
- 膵腫瘍性病変における造影US（体外式）による鑑別診断 … 大本俊介ほか
- 膵腫瘍性病変における造影EUSによる鑑別診断 … 菅野 敦ほか
- 膵病変に対するEUS-elastographyの実際と展望 … 殿塚亮祐ほか
- 体外式US下膵生検の現状 … 山口武人ほか
- 膵癌に対するEUS-FNA：成績（診断能・適応）と精度確保のための条件 … 稗田信弘ほか

Vol.36 No.6　2015年6月号

特集：膵内分泌腫瘍の診断・治療の新展開

企画：伊藤鉄英

- 巻頭言：日本における膵内分泌腫瘍の新たな展開 … 伊藤鉄英
- Akt抑制遺伝子であるPHLDA3は膵神経内分泌腫瘍の新規癌抑制遺伝子である … 陳 好ほか
- 膵内分泌腫瘍における遺伝子変異とゲノム研究の成果 … 谷内田真一
- 膵内分泌腫瘍におけるEUS-FNAの役割と遺伝子変異診断 … 吉田 司ほか
- 細胞増殖能の高いNET—G3—高分化型神経内分泌腫瘍（いわゆるNET G3）と低分化型神経内分泌癌（PDNEC） … 笠島敦子ほか
- 膵内分泌腫瘍における血中クロモグラニンAの有用性とピットフォール … 脇岡真之ほか
- 膵内分泌腫瘍における標識オクトレオチドを用いた核医学診断 … 窪田和雄
- 切除不能膵内分泌腫瘍（NET G1/G2）および膵内分泌癌（NEC）治療の今後の展望〜国内外で進行中の治験の動向を含めて〜 … 森実千種
- 切除不能膵内分泌腫瘍に対するペプチド受容体放射線核種療法（PRRT） … 小林規俊ほか
- 膵内分泌腫瘍に対するリンパ節郭清の意義 … 木村英世ほか
- 膵内分泌腫瘍における鏡視下手術の現状と適応 … 工藤 篤ほか
- 膵内分泌腫瘍の肝転移に対する外科切除の現状 … 青木 琢ほか
- 膵内分泌腫瘍の肝転移に対する血管内治療の有用性 … 増井俊彦ほか
- 日本神経内分泌腫瘍研究会（JNETS）の発足とNET登録の開始 … 今村正之

●連載
- その「世界」の描き方<第8回>—山雄健次先生 … 福嶋敬宜

●症例
- 腹腔鏡下胆嚢摘出後に敗血症による門脈血栓症を認めた1例 … 熊野健二郎ほか
- 術前DIC-CTで副肝管の存在を診断し安全に腹腔鏡下胆嚢摘出術が施行された1例 … 久光和則ほか

Vol.36 No.5　2015年5月号

●連載
- ちょっと気になる胆・膵画像—ティーチングファイルから—
  <第27回>膵破骨細胞型巨細胞癌の1例 … 金親克彦ほか

特集：Borderline resectable膵癌の最前線
—診断・治療法はどう変わったか—

企画：山上裕機

- 疾患概念：Borderline resectable（BR）膵癌とは何か？ … 高山敬子ほか
- BR膵癌のCT画像診断 … 戸島史仁ほか
- BR膵癌の切除可能性をどのように決定するか？ … 元井冬彦ほか
- BR膵癌に対する術前補助化学療法 … 井岡達也
- BR膵癌に対する術前化学放射線療法の意義 … 江口英利ほか
- 術前化学療法・化学放射線療法の病理学的効果判定をめぐって（R0判定をめぐって） … 古川 徹ほか
- BR膵癌に対するIMRT … 中村 晶ほか
- Borderline resectable膵癌に対する重粒子線治療の有用性 … 山田 滋ほか
- BR膵癌に対する膵頭十二指腸切除術—門脈合併切除をめぐって— … 村田泰洋ほか
- 肝動脈合併切除・再建を伴う膵切除術の意義 … 天野良亮ほか
- BR膵体尾部癌の手術—腹腔動脈合併切除の意義— … 岡田健一ほか
- Borderline resectable膵癌の術後補助療法をどうするか？ 切除可能膵癌との違いは？ … 古瀬純司

●連載
- その「世界」の描き方<第7回>—白鳥敬子先生 … 福嶋敬宜

●総説
- 家族性膵癌と遺伝性膵癌症候群：ハイリスク個人に対するスクリーニングについて … 橋本直樹

Vol.36 No.4　2015年4月号

特集：胆膵 EUS-FNA のエビデンス 2015―この 5 年間の進歩―
企画：糸井　隆夫

序文
　　糸井　隆夫

EUS-FNA 関連手技の機器と処置具の進歩
　　岡部　義信ほか

膵実質性腫瘍診断
　　宇野　耕治ほか

EUS-FNA による膵囊胞性腫瘍診断
　　鎌田　研ほか

胆道疾患に対する EUS-FNA 2015
　　肱岡　範ほか

転移巣（肝，副腎，リンパ節など）に対する EUS-FNA
　　田場久美子ほか

EUS-FNA 検体を用いた分子生物学解析
　　末吉　弘尚ほか

膵炎に合併した膵周囲液体貯留に対する EUS ガイド下ドレナージ術
　　山部　茜子ほか

膵管ドレナージ
　　潟沼　朗生ほか

胆管ドレナージおよびランデブー法
　　土屋　貴愛ほか

急性胆囊炎に対する EUS 下胆囊ドレナージ術
　　伊藤　啓ほか

腹腔神経叢/神経節ブロック
　　土井　晋平ほか

血管内治療
　　岩井　知久ほか

Intereventional EUS の手技を用いた抗腫瘍療法
　　大野栄三郎ほか

EUS ガイド下胃空腸吻合術
　　糸井　隆夫ほか

●座談会
胆膵 EUS-FNA のエビデンス 2015―この 5 年間の進歩―
　　糸井　隆夫，山雄　健次，真口　宏介，入澤　篤志

●症例
画像所見から胆囊癌を疑った黄色肉芽腫性胆囊炎の 1 例
　　岩谷　慶照ほか

胆管炎を契機に発見された膵 solid-pseudopapillary neoplasm の 1 例
　　徳丸　哲平ほか

Vol.36 No.3　2015年3月号

●連載
ちょっと気になる胆・膵画像―ティーチングファイルから―
＜第 26 回＞総胆管内腫瘍栓を伴った膵神経内分泌癌の 1 例
　　芝本健太郎ほか

特集：進行膵・胆道癌における血管合併切除の諸問題
企画：宮崎　勝

序文
　　宮崎　勝

肝内胆管癌の下大静脈浸潤に対する合併切除
　　有泉　俊一ほか

肝内胆管癌の肝静脈合併切除
　　阪本　良弘ほか

肝門部領域胆管癌における門脈浸潤例の切除戦略
　　益田　邦洋ほか

肝門部領域胆管癌における肝動脈浸潤例の切除戦略
　　杉浦　禎一ほか

肝門部領域癌における門脈・肝動脈浸潤例の切除戦略
　　水野　隆史ほか

胆囊癌における右肝動脈浸潤例の切除戦略
　　島田　和明ほか

胆囊癌・遠位胆管癌における門脈浸潤例の切除戦略
　　三浦　文彦ほか

膵癌における高度門脈浸潤例の切除戦略
　　藤井　努ほか

膵癌における腹腔動脈幹周囲浸潤例の切除戦略
　　市之川正臣ほか

膵癌における総肝動脈浸潤例の治療戦略
　　菱沼　正一ほか

膵癌における上腸間膜動脈浸潤例の治療戦略
　　田島　秀浩ほか

膵頭十二指腸切除時の replaced 右肝動脈に対する戦略
　　吉富　秀幸ほか

動脈の解剖学的特徴に基づく腹腔動脈合併膵体尾部切除術
　　岡田　健一ほか

腹腔動脈根部の高度狭窄・閉塞例における膵頭十二指腸切除術の治療戦略
　　山田　大輔ほか

●症例
膵粘液性囊胞腫瘍との鑑別が困難であった膵リンパ上皮囊胞の 1 例
　　寺田　卓郎ほか

膵貯留性囊胞に合併した脂肪酸カルシウム石の 1 例
　　鈴木　範明ほか

Vol.36 No.2　2015年2月号

特集：膵・胆道癌診療の新時代へ―診断と治療の新たな展開―
企画：古瀬　純司

膵癌の新しい腫瘍マーカーによる早期診断
　　山田　哲司

セルフチェック可能な膵癌診断法の開発―メタボローム解析を用いた膵癌へのアプローチ―
　　砂村　眞琴ほか

何故，牛蒡子か？
　　池田　公史ほか

膵癌に対する標的化腫瘍溶解ウイルス療法の開発
　　青木　一教

膵癌における IL-6 の発現と治療応用
　　光永　修一ほか

膵癌に対する新しい免疫療法の展望
　　大熊（住吉）ひとみほか

次世代シークエンサーを用いた膵癌遺伝子プロファイリング
　　林　秀幸ほか

胆管癌における FGFR2 融合遺伝子発現の臨床的意義
　　柴田　龍弘

胆道癌における増殖シグナル伝達因子の発現と遺伝子変異の多様性―KRAS 変異，HER2 過剰発現の胆道癌バイオマーカーとしての可能性―
　　横山　政明ほか

胆管癌に血管新生阻害薬あるいは EGFR 阻害薬は有効か―前臨床試験からの可能性―
　　高橋　裕之ほか

胆道癌に血管新生阻害薬は有効か―臨床試験からの可能性―
　　古瀬　純司

癌免疫学の進歩と膵・胆道癌に対する癌免疫療法の展望
　　西田　純幸

●症例
CA19-9 高値を契機に EUS-FNAB にて確定診断の得られた TS-1 膵癌の 1 例
　　野村　佳克ほか

下部胆管 mixed adenoneuroendocrine carcinoma の 1 例
　　和久　利彦ほか

まれな成人発症 nesidioblastosis の 1 例
　　石川　忠則ほか

Vol.36 No.1　2015年1月号

●連載
ちょっと気になる胆・膵画像―ティーチングファイルから―
＜第 25 回＞膵神経鞘腫の 1 例
　　一条　祐輔ほか

●特別企画
―平成 27 年― 胆・膵領域はこう展開する
　　胆と膵編集委員会編

特集：進展度に応じた胆囊癌の治療戦略
企画：天野　穂高

胆道癌全国登録データより見た胆囊癌の動向
　　石原　慎ほか

進行度から見た胆囊癌の病理学的特徴
　　鬼島　宏ほか

US，EUS による胆囊癌進展度診断
　　菅野　良秀ほか

MDCT，MRI による胆囊癌進展度診断
　　蒲田　敏文ほか

FDG-PET による胆囊癌進展度診断
　　小林　省吾ほか

胆囊癌に対する腹腔鏡下胆囊全層切除―剥離層の組織学的検討―
　　本田　五郎ほか

pT2 胆囊癌に対する至適術式の検討―肝切除範囲，胆管切除―
　　堀口　明彦ほか

リンパ節転移からみた胆囊癌の治療成績
　　坂田　純ほか

進行胆囊癌に対する肝葉切除の適応と限界
　　江畑　智希ほか

進行胆囊癌に対する膵頭十二指腸切除の適応と限界
　　樋口　亮太ほか

コンバージョン手術が可能であった局所進行切除不能胆囊癌の検討
　　加藤　厚ほか

胆囊癌術後化学療法の現状と展望
　　中山　雄介ほか

●症例
膵頭十二指腸切除後の膵空腸吻合部狭窄に対して膵管空腸側々吻合を行った 1 例
　　鹿股　宏之ほか

主膵管と交通した膵漿液性囊胞腫瘍の 1 例
　　岩本　明美ほか

投 稿 規 定

本誌は原則として胆道,膵臓,消化管ホルモンに関する論文で,他誌に発表されていないものを掲載します。

A. 研究論文

1. 原稿は,400字詰原稿用紙25枚以内におまとめ願います。

    文献,図(写真含む),表もこの枚数に含まれます。写真は手札以上の大きさにプリントした鮮明なものに限ります。図,表が入る際は,大,小について下記のごとく25枚より差し引いて下さい。

    図,表は1枚につき大は原稿用紙1枚
    〃   小は 〃 半枚

2. 原稿には**表題の英訳,著者全員の氏名およびローマ字名,所属,主著者の連絡先**(〒,住所,電話,e-mail)を記入して下さい。また,**Key words**(4語以内,和・洋語は問いません)をつけて下さい。

3. 形式は緒言,対象および方法,結果,考察,結語,参考文献の順序にして下さい。

4. ワードプロセッサーを使用する場合は,20字×20行に印字して下さい。

5. 原稿は楷書,横書,新かなづかいとし,欧文文字はタイプするか,活字体で書いて下さい。

    欧文の書き方は,普通名詞については文頭は大文字,文中は小文字,固有名詞については大文字でお願いします。

    薬品名は一般名を原則とします。

    なお,用語やかなづかいは編集の際に訂正することもあります。

6. **図,表は文中および欄外に挿入箇所を明記して下さい。図表の説明は和文で別紙にまとめて記載して下さい。**写真はすべてモノクロとしカラー写真は原則として挿入しません。とくに掲載希望の場合は実費をいただきます。

7. 参考文献は,文中に引用順に肩付き番号をつけ,本文の末尾に番号順におまとめ下さい。

    複数の著者名の場合は3名までを記載し,ほかあるいは et al. とすること。

〈雑誌の場合〉

    著者名:題名.雑誌名 巻:頁(始め—終わり),発行年.

    例1) 乾 和郎,中澤三郎,芳野純治,ほか:十二指腸乳頭炎の診断.胆と膵 21:109-113, 2000.

    例2) Hunter JG: Avoidance of bile duct injury during laparoscopic cholecystectomy. Am J Surg 162:71-76, 1991.

〈書籍・単行本の場合〉

    著者名:題名.書名,編集者名,版,頁(始め—終わり),発行所,発行地(外国のみ),発行年.

    例1) 小川 薫,有山 襄:胆嚢癌の早期診断—X線検査法を中心に—.早期胆嚢癌,中澤三郎,乾和郎編集,68-79,医学図書出版,1990.

    例2) Berk JE, Zinberg SS: Emphysematous cholecystitis. Bockus Gastroenterology, (Berk JK), 4th ed., 3610-3612, WB Saunders Company, Philadelphia, 1985.

8. 著者校正は初校のみと致します。

9. 原稿の採否および掲載号は編集委員会におまかせ願います。

10. 掲載原稿には,掲載誌1部と別冊30部を贈呈します。別冊30部以上は実費をいただきます。必要別冊部数を校正時にお知らせ下さい。

11. 投稿原稿には,必ずコピーを1通とデータ(CD-R等)をつけること。

12. 上記の規格内のものは無料掲載致します。

B. 特集,総説,話題,症例,技術の工夫,手術のコツ,文献紹介,学会印象記,見聞記,ニュース(地方会日程など),質疑応答,読者の声

1. 総説,話題論文も投稿規定に準ずる。

2. 症例,技術の工夫,手術のコツは400字詰原稿用紙20枚以内(図,表を含む)におまとめ下さい。

    原稿には**表題の英訳,著者全員の氏名およびローマ字名,所属,主著者の連絡先**(〒,住所,電話,e-mail)を記入して下さい。また,**Key words**(4語以内,和・洋語は問いません)をつけて下さい。

3. ニュース,質疑応答,または読者の声は2枚以内(図,表なし)におまとめ下さい。採否は編集委員会の議を経て決定します。なお,投稿者の主旨を曲げることなく文章を変更することもありますのでご了承下さい。

◆研究・症例・総説・話題・技術の工夫は具体的に内容がわかるような要約を400字以内で必ずお書き下さい。

〈原稿送付先〉 **医学図書出版株式会社「胆と膵」編集部**
〒113-0033 東京都文京区本郷 2-27-18 本郷 BN ビル 2F
TEL. 03-3811-8210(代) FAX. 03-3811-8236
E-mail:tantosui@igakutosho.co.jp